居家养老护理实践指导丛书

养老护理指导手册

李惠玲　王丽 ◎ 主编

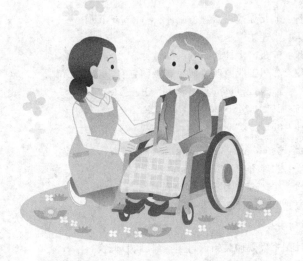

苏州大学出版社
Soochow University Press

图书在版编目(CIP)数据

养老护理指导手册/李惠玲,王丽主编. —苏州：苏州大学出版社,2016.2(2016.8重印)
(居家养老护理实践指导丛书)
ISBN 978-7-5672-1674-7

Ⅰ.①养… Ⅱ.①李… ②王… Ⅲ.①老年人－护理学－手册 Ⅳ.①R473-62

中国版本图书馆 CIP 数据核字(2016)第 030718 号

书　　名：	养老护理指导手册
主　　编：	李惠玲　王　丽
策　　划：	刘　海
责任编辑：	刘　海
装帧设计：	刘　俊
出版发行：	苏州大学出版社(Soochow University Press)
出 品 人：	张建初
社　　址：	苏州市十梓街1号　邮编：215006
印　　刷：	苏州工业园区美柯乐制版印务有限责任公司
E-mail：	Liuwang@suda.edu.cn　QQ：64826224
邮购热线：	0512-67480030
销售热线：	0512-65225020
开　　本：	630 mm×960 mm　1/16　印张：13.75　字数：181 千
版　　次：	2016 年 2 月第 1 版
印　　次：	2016 年 8 月第 2 次印刷
书　　号：	ISBN 978-7-5672-1674-7
定　　价：	20.00 元

凡购本社图书发现印装错误，请与本社联系调换。
服务热线：0512-65225020

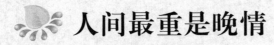

人间最重是晚情

——策划人语

随着社会经济的飞速发展和民众生活水平的日益提高，中国正在步入老龄化社会，如雨后春笋般涌现的机构养老和居家养老显著提高了广大老年朋友的生活质量，而如何对老年人进行科学规范的养老护理也就成为社会、专业护理人士乃至家庭、子女直接面临的大问题。

针对此，本书策划编辑特邀苏州大学护理学院的养老护理专家和学者精心编写了该手册，手册内容涵盖了常见养老健康问题的护理、常见老年疾病的护理、常见老年人心理和精神疾病的护理、居家养老护理技术等诸多方面，目的是将科学规范的养老护理技术作一全面的展示，给需要的民众和社会人士提供观念与技术的指导及帮助。

本书可作为居家养老和机构养老从业人员培训及从业过程的考核指导用书。

希望广大读者能够从该手册中获取护理科学的营养，让老年朋友安享人间晚情。

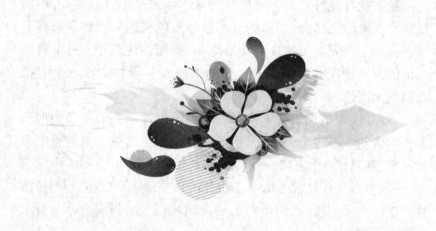

编委会名单

总 策 划	郑利江
主　　审	李　勋
主　　编	李惠玲　王　丽
副 主 编	沈　琴　孟红燕　眭文洁
	邹叶芳
编　　委	李　弢　顾　洁　钱红英
	陶春霞　钱　静　王卫珍
	景秀琛　周惠娟　李春会
	陈　诗　王晓蕾　孔凡贞
	吕淑娇　李凤玲
执行编委	刘　璐
编写秘书	刘　璐　周　坤

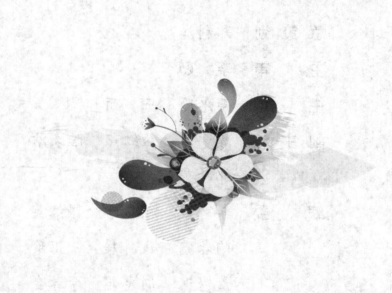

目 录

第一篇 常见养老健康问题的护理

第一章 安全问题的护理 3
问题1：老年人常见的安全问题及原因有哪些？ 3

问题2：如何预防和处理老年人在日常生活中跌倒？ 4

问题3：如何预防和处理老年人在日常饮食中发生误吸、噎呛问题？ 6

问题4：如何预防和处理老年人在家中坠床？ 7

问题5：如何预防和处理老年人的皮肤受损问题？ 7

问题6：老年人看病的误区有哪些？该如何解决？ 8

问题7：如何防范和应对老年人就医时迷信广告、上当受骗？ 9

第二章 营养问题的护理 10
问题1：我不爱喝水，也常常忘记喝水，老伴总为这事唠叨，怎么办？ 10

知识链接：6杯水法 11

问题2：我现在做的菜，家人总是觉得太咸，可我觉得还好啊，怎么办？ 11

问题3：我胃口不是很大，吃不了太多的东西，子女总是担心我的身体，怎么办？ 12

问题4：我胃肠道不好，吃多了粗杂粮、蔬菜肚子会胀气难受，可是不吃又会便秘，怎么办？ 13

知识链接：胡萝卜苹果汁 14

问题5：我家就我和老伴两个人，做的饭菜一天吃不完，隔天热热凑合再吃，可大家都说吃剩菜不健康，怎么办？ 15

问题6：我吃得没有以前多,怎么肚子还是越来越大？ 16

第三章 感知功能障碍的护理 17

    问题1：老年人视觉的变化有哪些？ 17

    问题2：导致老年人视力减退的主要原因有哪些？ 17

    问题3：白内障有哪些症状？如何治疗？ 18

    问题4：白内障手术有哪些方式？白内障摘除术后为什么要安装人工晶体？ 19

    问题5：白内障患者术后要注意些什么？ 20

    问题6：白内障患者的日常保健事项有哪些？ 20

    问题7：老年人的听觉变化有哪些？ 22

    问题8：老年性耳聋的症状和治疗方法有哪些？ 22

    问题9：老年人如何预防耳聋？ 23

第四章 老年人的运动健身 23

    问题1：老年人全面合理的运动健身包括哪些形式与内容？ 23

    问题2：有氧运动对老年人身体机能的影响效果有哪些？ 24

    问题3：老年人进行力量训练有哪些好处？ 25

    问题4：老年人进行运动前要做好哪些准备工作？ 25

    问题5：老年人在运动过程中需要预防哪些危险？ 26

    问题6：老年人运动前后在进食、饮水方面应该注意哪些？ 27

    问题7：哪些简单方法有助于运动后的老年人更快地恢复体能？ 28

    问题8：老年人应如何预防和减轻运动带来的肌肉酸痛？ 28

    问题9：帮助老年人判断其运动量或强度是否合理的方法有哪些？ 29

    问题10：什么是渐进性运动？它有哪些好处？ 30

    问题11：老年人运动锻炼的禁忌证有哪些？ 31

    问题12：运动锻炼对老年糖尿病患者的重要意义是什么？ 31

    问题13：老年糖尿病患者如何正确合理地进行运动锻炼？ 31

    问题14：老年糖尿病患者进行运动锻炼应该注意哪些方面？ 33

问题15：老年脑卒中患者肢体功能障碍的运动康复锻炼方法有哪些？ 36

问题16：脑卒中肢体功能障碍的运动康复锻炼原则与注意事项有哪些？ 38

问题17：慢性阻塞性肺疾病（COPD）患者进行运动锻炼的注意事项有哪些？ 38

问题18：心衰患者进行运动锻炼时的注意事项有哪些？ 40

问题19：关节炎等关节功能障碍患者如何选择合理的运动方式？ 41

问题20：关节功能障碍患者运动的指导原则是什么？ 42

问题21：如何对关节功能障碍患者进行关节活动度训练？ 42

问题22：如何对关节功能障碍患者进行肌力训练？ 43

问题23：如何对关节功能障碍患者进行与运动相关的日常生活指导？ 43

问题24：对老年高血压患者运动锻炼的健康教育内容包括哪些？ 44

第五章 癌性老年人的护理 46

问题1：老年癌症患者应如何进行饮食管理？ 46

问题2：癌症患者的照顾者如何进行自我心理管理？ 47

第二篇 常见老年疾病的护理

第一章 外科疾病的护理 51

问题1：什么是骨关节炎？ 51

问题2：骨关节炎的病因是什么？ 51

问题3：骨关节炎的X线表现是什么？ 51

问题4：常见骨关节炎有哪些？骨关节炎有何临床表现？ 52

问题5：骨关节炎的治疗方法有哪些？ 52

问题6：骨关节炎患者应如何保护自己的关节？ 52

问题7：常见的脊柱退行性疾病有哪些？ 53

问题8：脊柱退行性疾病的临床表现和体征分别是什么？ 53

问题9：如何治疗脊柱退行性疾病？ 57

问题10：脊柱退行性疾病患者日常有哪些注意事项？ 57

问题11：老年髋部骨折有哪几种？ 58

问题12：老年髋部骨折的病因是什么？ 58

问题13：老年髋部骨折的临床表现有哪些？ 58

问题14：如何治疗老年髋部骨折？ 58

问题15：如何预防老年髋部骨折？ 59

问题16：什么是腹外疝？ 60

问题17：腹外疝的病因有哪些？ 60

问题18：腹外疝的病理类型有哪些？ 60

问题19：如何治疗腹外疝？ 61

问题20：老年人在日常生活中如何预防腹外疝？ 61

问题21：胆囊炎和胆石症的病因是什么？ 61

问题22：老年人胆石症的发病特点是什么？ 62

问题23：常见胆石症有哪些？ 62

问题24：急性胆囊炎和胆石症的临床表现是什么？ 62

问题25：胆囊炎为什么老是在夜间发作？ 63

问题26：什么是骨质疏松症？它有哪些特征？ 63

问题27：骨质疏松症主要由哪些危险因素造成？ 64

问题28：骨质疏松症有哪些评估办法？ 64

问题29：老年人在生活中有哪些基础措施可以预防骨质疏松症？ 65

问题30：老年人符合什么指标要进行骨密度的测定？ 66

问题31：老年人在生活中常见的补钙误区有哪些？ 66

第二章 神经系统疾病的护理 69

问题1：什么是脑出血？脑出血的原因有哪些？ 69

问题2：脑出血的病理变化有哪些？ 69

目 录

问题 3：脑出血的临床表现有哪些？ 70
问题 4：怀疑脑出血时常规需要做哪些检查？ 70
问题 5：有哪些表现适合考虑脑出血的诊断？ 71
问题 6：脑出血应如何治疗？ 71
问题 7：如何对脑出血老年病人进行护理？ 72
问题 8：老年人应如何预防脑出血？ 73
问题 9：老年人脑出血后如何进行康复锻炼？ 74
问题 10：什么是脑梗塞？ 76
问题 11：引起脑梗塞的主要因素有哪些？ 76
问题 12：脑梗塞易患人群有哪些？ 77
问题 13：脑梗塞的主要致病原因有哪些？ 77
问题 14：什么是腔隙性脑梗塞？ 78
问题 15：脑梗塞的症状有哪些？ 78
问题 16：发生脑梗塞时需要做哪些辅助检查？ 79
问题 17：发生脑梗塞后应如何进行护理？ 79
问题 18：脑血管意外的物理疗法？ 81
问题 19：脑梗塞有哪些常见的并发症？ 81
问题 20：脑梗塞的预后如何？ 82
问题 21：脑梗塞后如何进行康复锻炼？ 83
问题 22：如何预防脑梗塞的发生？ 85
问题 23：脑梗塞患者的饮食禁忌有哪些？ 85
问题 24：如何对脑梗塞病人进行护理？ 86
问题 25：脑梗塞的治疗流程有哪些？ 88
问题 26：什么是老年痴呆症？老年痴呆症的易患因素有哪些？ 88
问题 27：如何区分老年痴呆症与正常老化？ 89
问题 28：老年痴呆症的表现和危害有哪些？ 89
问题 29：不同分期的老年痴呆症患者通常有哪些表现？ 90
问题 30：怀疑得了老年痴呆症该怎么办？ 91
问题 31：老年痴呆症有哪些治疗方法？ 91

问题32：可以从哪些方面对老年痴呆症患者进行日常生活护理？ 91

问题33：怎样保障老年痴呆症患者的用药安全？ 92

问题34：老年痴呆症患者常见的安全隐患和干预方法有哪些？ 92

问题35：怎样对老年痴呆症患者进行饮食护理？ 93

问题36：怎样护理有睡眠障碍的老年痴呆症患者？ 94

问题37：怎样对老年痴呆症患者进行心理护理？ 94

问题38：老年痴呆症患者的康复训练有哪些内容？ 95

第三章　心血管系统疾病的护理 96

问题1：什么是高血压？ 96

问题2：高血压有什么危害？ 96

问题3：高血压患者应该注意哪些问题？ 96

问题4：怎样正确测量血压？ 97

问题5：家庭血压计选择什么类型为佳？ 97

问题6：家庭血压测量的时间和次数以多少为宜？ 98

问题7：为什么清晨血压很重要？ 98

问题8：怎样正确测量清晨血压？ 98

问题9：控制清晨血压应在什么时候服药？ 98

问题10：什么样的药物控制清晨血压比较好？ 99

问题11：老年高血压管理应注意些什么？ 99

问题12：什么是冠心病？冠心病的高危因素有哪些？ 99

问题13：冠心病的治疗方式有哪些？ 99

问题14：冠心病患者如何进行家庭急救？ 100

问题15：心绞痛有什么症状？ 100

问题16：心肌梗死有什么症状？ 100

问题17：心力衰竭有哪些原因？ 101

问题18：心力衰竭有什么症状？ 101

问题19：老年心力衰竭患者应注意些什么？ 101

第四章 呼吸系统疾病的护理 101

问题1：流行性感冒的定义与特点是什么？ 101

问题2：流感发生的原因是什么？ 102

问题3：老年流感患者在日常生活中应注意些什么？ 102

问题4：流感的症状有哪些？ 102

问题5：流感的传播途径、潜伏期如何？ 103

问题6：流感的流行病学指的是什么？"大流行"发生的原因是什么？ 103

问题7：流感常会继发哪些并发症？ 103

问题8：抗流感病毒的主要药物有哪些？其作用机制是什么？使用的原则是什么？ 104

问题9：流感患者除了药物治疗外还应注意些什么？ 105

问题10：患了流感的老年人该如何进行隔离？ 105

问题11：如何护理老年流感患者？ 106

问题12：老年人也可以接种流感疫苗吗？ 107

问题13：老年人在日常生活中预防流感的方法有哪些？ 107

问题14：老年流感患者饮食方面有哪些注意事项？ 108

问题15：什么是慢性阻塞性肺疾病？ 108

问题16：慢性阻塞性肺疾病与慢性支气管炎、阻塞性肺气肿的关系是什么？ 109

问题17：慢性阻塞性肺疾病的病因有哪些？ 109

问题18：慢性阻塞性肺疾病的症状有哪些？ 109

问题19：慢性阻塞性肺疾病患者的病程是怎样分期的？ 109

问题20：慢性阻塞性肺疾病的并发症有哪些？ 109

问题21：慢性阻塞性肺疾病患者诊断的必备条件是什么？ 109

问题22：什么是三凹征？ 109

问题23：什么是长期家庭氧疗？ 110

问题24：长期家庭氧疗的适应证有哪些？ 110

问题25：对长期家庭氧疗的老年病人和家属应做哪些指导？ 110

问题26：什么是氧疗的有效指标？ 110

问题27：呼吸功能锻炼有哪些方法？ 111

问题28：腹式呼吸和缩唇呼吸的方法及注意事项有哪些？ 111

知识链接：呼吸困难分级 111

问题29：使慢性阻塞性肺疾病老年患者保持呼吸道通畅的护理措施有哪些？ 112

问题30：老年患者如何留取痰液标本？ 112

问题31：慢性阻塞性肺疾病患者在稳定期的治疗原则是什么？ 112

问题32：慢性阻塞性肺疾病患者稳定期治疗中支气管扩张的药物有哪些？ 112

问题33：茶碱类药物在慢性阻塞性肺疾病治疗中的作用有哪些？ 113

问题34：慢性阻塞性肺疾病患者如何进行康复治疗？ 113

问题35：老年慢性阻塞性肺疾病患者的病情观察包括哪些方面？ 114

问题36：慢性阻塞性肺疾病患者在饮食方面有哪些注意事项？ 114

问题37：如何预防慢性阻塞性肺疾病的发生？ 114

问题38：信必可及舒利迭等干粉吸入器的使用方法和注意事项有哪些？ 115

问题39：胸部叩击的实施方法有哪些？ 115

第五章 消化系统疾病的护理 116

问题1：什么是嗳气与反酸？ 116

问题2：老年人恶心、呕吐时怎么办？ 116

问题3：不同的呕吐物颜色和气味可能提示哪些疾病信息？ 117

问题4：如何判断大便是否正常？ 117

问题5：老年人腹泻该怎么处理？ 118

问题6：老年人便秘怎么办？ 118

问题7：什么是消化性溃疡？ 119

问题8：老年人消化性溃疡有哪些特点？ 119

问题9：消化性溃疡患者的用药注意事项有哪些？ 120

问题10：消化性溃疡患者如何进行预防保健？ 120

问题11：什么是脂肪肝？ 121

问题12：为什么老年人好发脂肪肝？ 121

问题13：脂肪肝老年患者应如何做好自我保健？ 121

问题14：什么是药物性肝损害？ 122

问题15：造成药物性肝损害的原因有哪些？ 123

问题16：如何预防药物性肝损害？ 123

问题17：老年肝硬化病人的饮食原则有哪些？ 123

问题18：如何护理肝硬化腹水的老年患者？ 124

问题19：消化道出血的原因有哪些？ 125

问题20：老年人发生消化道出血时怎么办？ 125

第六章　泌尿生殖系统疾病的护理 126

问题1：前列腺会生哪些疾病？ 126

问题2：老年男性为什么会患良性前列腺增生？ 126

问题3：良性前列腺增生会有哪些症状？ 127

问题4：前列腺疾病通常需要做哪些检查？ 128

问题5：良性前列腺增生有哪些治疗方法？ 129

问题6：良性前列腺增生可以预防吗？ 131

问题7：什么是老年性阴道炎？ 132

问题8：引起老年性阴道炎的相关因素有哪些？ 133

问题9：老年性阴道炎有哪些常见临床表现？ 133

问题10：如何预防治疗老年性阴道炎？ 133

问题11：什么是绝经后阴道出血？ 134

问题12：绝经后阴道出血有哪些症状？ 134

问题13：发生绝经后阴道出血怎么办？ 134

问题14：什么是子宫脱垂？ 135

问题15：子宫脱垂有哪些表现？ 135

问题16：子宫托如何使用？ 135

问题17：老年女性应如何预防子宫脱垂？ 136

第七章　内分泌系统疾病的护理 136

问题1：什么是低血糖？ 136

问题2：低血糖的临床表现有哪些？ 136

问题3：低血糖的常见原因有哪些？ 137

问题4：低血糖的危害有哪些？ 137

问题5：老年人发生低血糖时应如何处理？ 138

问题6：常见含15～20g的糖类食品有哪些？ 138

问题7：用胰岛素真的会上瘾吗？ 138

问题8：胰岛素使用的适应证有哪些？ 139

问题9：常见胰岛素种类以及与进餐的关系？ 139

问题10：怎样保存胰岛素？ 140

问题11：胰岛素笔注射的标准流程有哪些？ 140

问题12：什么是糖尿病酮症酸中毒及高渗性非酮症性昏迷？ 141

问题13：糖尿病酮症酸中毒及高渗性非酮症性昏迷发生的诱因是什么？ 141

问题14：如何预防高血糖急性并发症的发生？ 142

问题15：痛风的定义及临床表现是什么？ 142

问题16：痛风患者如何进行自我保健？ 142

第三篇　常见老年人心理和精神疾病的护理

第一章　心理和精神疾病的护理 145

问题1：老年人如何适应离退休后的生活？ 145

问题2："空巢"综合征："空巢"老人如何应对"空巢"生活？ 147

问题3：什么是抑郁症？ 148

问题4：什么是老年抑郁症？ 150

问题5：老年抑郁症的治疗方法有哪些？ *150*
　　问题6：老年抑郁症患者为什么要坚持抗抑郁药物治疗？ *151*
　　问题7：老年抑郁症的心理治疗方法有哪些？ *151*
　　问题8：如何用电休克治疗老年抑郁症？ *153*
　　问题9：中医治疗老年抑郁症的疗效如何？ *153*
　　问题10：怎样预防老年抑郁症？ *154*
　　问题11：老年抑郁症患者的用药注意事项有哪些？ *154*
　　问题12：老年抑郁症和老年痴呆症有哪些区别？ *154*
　　问题13：失眠怎么办？我可以多吃些安眠药让自己睡得好些吗？ *155*

第二章　临终关怀 *156*

　　问题1：如何树立正确的生死观？ *156*
　　问题2：老人临终前常见的症状有哪些？ *156*
　　问题3：如何看待气管插管和机械生命支持？ *158*
　　问题4：当死亡来临时可以放着音乐为病人送行吗？ *159*
　　问题5：遗体护理的过程及注意事项有哪些？ *159*

第四篇　居家养老护理技术

第一章　居家养老常用护理技术 *163*

　　问题1：什么是心脏骤停？ *163*
　　问题2：呼吸心脏骤停的常见临床表现有哪些？ *163*
　　问题3：什么是心肺复苏？ *164*
　　问题4：出现呼吸心脏骤停应如何进行急救？ *164*
　　问题5：常用止血方法有哪些？ *169*
　　问题6：外伤后如何清理包扎伤口？ *172*
　　问题7：一般外伤急救包扎的方法有哪些？ *174*
　　问题8：如何使用轮椅？ *177*
　　问题9：使用轮椅时应注意哪些问题？ *179*

问题10：拐杖分为几种类型？ *180*

问题11：如何选择合适的拐杖长度？ *180*

问题12：如何使用拐杖？ *180*

问题13：使用拐杖应注意哪些问题？ *181*

问题14：颈托的作用是什么？ *181*

问题15：如何选择颈托的尺寸？ *181*

问题16：如何佩戴颈托？ *182*

问题17：佩戴颈托时应注意哪些问题？ *182*

问题18：腰托的作用是什么？ *182*

问题19：如何选择腰托的尺寸？ *183*

问题20：如何佩戴腰托？ *183*

问题21：佩戴腰托时应注意哪些问题？ *183*

问题22：足底按摩有哪些好处？ *184*

问题23：足底按摩有哪些常用手法？ *184*

第二章　中医养老护理 *185*

问题1：中医老年保健养生的方法有哪些？ *185*

案例与思考："五行蔬菜汤"真的包治百病吗？ *186*

　　　　　　"万能"的绿豆：世上并无包治百病的"神药" *187*

问题2：中医治疗老年病的用药有哪些规律？ *188*

问题3：老年人的临床发病特点有哪些？ *188*

问题4：老年人失眠症的按摩法与外治方法有哪些？ *189*

问题5：老年便秘的中医单方及按摩法有哪些？ *189*

问题6：六味地黄丸人人吃了都能补肾吗？ *190*

问题7：老年人服用白果(银杏)有哪些注意事项？ *191*

问题8：中药煎煮有哪些注意事项？ *191*

问题9：刮痧的注意事项有哪些？ *192*

问题10：艾灸的注意事项有哪些？ *193*

案例与思考：盲目艾灸要不得 *194*

问题11：拔火罐有哪些注意事项？ *195*
问题12：拔火罐后皮肤变化的意义有哪些？ *195*
问题13："偏方"能包治百病吗？ *196*
案例与思考：迷信放血疗法的华盛顿 *196*
问题14：什么是膏方？ *197*
问题15：膏方的中老年适应人群有哪些？ *198*
问题16：老年朋友服用膏方有哪些注意事项？ *199*
问题17：老年朋友膏方认识的常见误区有哪些？ *199*

第一篇

常见养老健康问题的护理

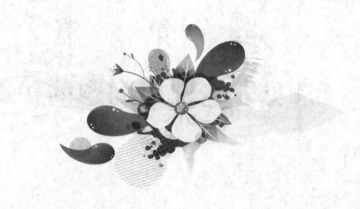

第一章　安全问题的护理

 问题1：老年人常见的安全问题及原因有哪些？

随着年龄的增长，老年人的安全保险因素在逐渐下降。机体器官的衰退、代谢功能障碍、思维紊乱、记忆减退、行动迟缓、感觉迟钝、视力下降等生理机能的退行性变化，以及机体伴有的病理性改变，加大了老年人的生活安全危险因素。

1. 跌倒

跌倒是指不能控制地或非故意地倒在地上或其他较低的平面上。跌倒的原因是多方面的：一是患者自身的原因，如患脑血管疾病、神经疾患、智力下降、肌肉力量减弱、视力障碍、体位性低血压、老年痴呆症、眩晕、失眠、安眠药物影响、饮酒过量、增龄、日常生活能力下降、行走能力下降等；二是周围环境因素，如室内光线昏暗、台阶陡峭、浴室和楼梯缺少扶手、室内障碍物过多、地面不平整、潮湿打滑、家具摆设位置变更等；三是社会因素，如老年人独居、鳏寡孤独等。此外，遭到猛烈打击、意识丧失、恐惧、突然瘫痪或癫痫发作等也会导致跌倒。如果日常生活无人照料，老年人跌倒可发生在任何时间、任何场合，因而预防工作应引起全社会的关注。

2. 误吸、噎、呛

正常吞咽是一系列复杂协调的神经肌肉运动过程，受大脑支配，需要口、咽、食管共同参与。随着年龄的增长，老年人的喉腔黏膜萎缩、变薄，喉的感觉减退，咽缩肌活动作用减弱，咳嗽反射与喉反射减弱，因此容易发生误吸。老年人患脑血管病后，神经反射性活动障碍，吞咽肌群互不协调造成吞咽障碍，吃食时易噎，吃流食时易呛。这些情况可造成窒息或吸入性肺炎。

3．坠床

失眠、头晕、体胖、翻身幅度过大、痴呆、脑血管病后遗症、夜尿增多而使起夜次数增加,这些都是导致坠床的危险因素。而坠床常使老年人发生肋骨骨折等问题。

4．皮肤受损

老年人的皮肤组织萎缩,弹性较差,皮脂腺及汗腺分泌少,皮肤干燥,多皱褶,同时由于感觉功能减退,容易发生烫伤、冻伤,再加上活动受限,皮肤长时间受压而使皮肤完整性受损,易发生水肿、肿胀甚至压疮,并且损伤后修复能力差。如果血液循环不良则易发生压迫性损伤。

5．就医被骗

受教育程度的局限,再加上网络时代虚假广告信息泛滥,一部分老年人轻信、误信虚假广告中宣传的"保健品"或者"医疗器材",最终的结果往往是花掉了自己大部分的积蓄,病痛却没有得到改善,反而给自己造成了一定的心理负担,严重的还会影响家庭关系的和谐。

 问题 2：如何预防和处理老年人在日常生活中跌倒?

1．跌倒的预防

(1) 评估并确定危险因素,制定有针对性的指导措施:通过监测、调查并记录收集老年人跌倒的信息,分析评估相关危险因素;然后根据国际公认的伤害预防策略,即教育预防策略、环境改善预防策略、工程策略、强化执法策略和评估策略这五个原则,制定预防老年人跌倒的措施。

(2) 健康教育内容

① 增强防跌倒意识:加强预防跌倒知识和预防技能的宣传教育,帮助老年人及其家属树立预防跌倒的意识;告知老年人及其家属处理不同情况下跌倒的紧急措施、寻求帮助的途径等。

② 合理运动:指导老年人坚持参加体育锻炼,增强肌肉的力量和平衡能力以减少跌倒的发生,具体的运动方式包括游泳、太极

拳、慢跑、散步等,因人而异。

③ 合理用药:老年人应正确按医嘱服药,不可随意增减药物,还必须注意服用剂量,了解药物的副作用,尤其是用药后的反应,用药后动作应缓慢,以防止跌倒。

④ 选择适当的辅助工具:老年人使用的拐杖应长度合适,顶部面积较大,并摆放在手容易触及的地方。有听觉或其他感知觉障碍的老年人应佩戴助听器等补偿设施。

⑤ 环境安全:保持居住区域光线明亮,通风较好,地面干燥、整洁、平坦,家居边缘保持钝形,各种指示标志明显。老年人衣着应舒适合身,鞋子不宜过大或高跟,以防滑倒。

⑥ 调整生活方式:指导老人避免走过陡的楼梯或台阶,上下楼梯或使用厕所时尽量使用扶手。走路、转身等动作要慢,保持步态平稳。少去人多的公共场所,减少夜间起夜的次数,减少独自活动的机会。

2. 跌倒的处理

(1) 老年人跌倒后先不要着急爬起来,最好先冷静数分钟。如果觉得受了伤,要大声请求帮助,以免自己爬起来时加重损伤。

(2) 旁人也不要急于将老人挪动或扶起,必须先查看跌倒老人的情况,如看他的呼吸、心率、神志等重要体征,然后再进行处理。

(3) 如果跌倒的老人神志清醒,可以询问他是否有哪里特别疼痛;如果有部位特别疼痛,且活动此部位时疼痛加剧,那么很可能是这个部位骨折了。这时候切勿盲目搬动或扶起,因为越搬动骨折端越易错位,骨折面易刺伤血管、神经,反而更加不好。在这种情况下,先不要把老人扶起,而要让老人待在原地,并迅速拨打急救电话,送到医院就诊。

(4) 如果跌倒的老人神志不清、昏迷、呕吐,则应将他平躺在地上,头偏向一侧,保持呼吸道畅通,同时将其衣扣解松,如果天气寒冷,还要注意给老人保暖,并立即拨打急救电话。如果跌倒的老年人是脑出血或蛛网膜下腔出血,盲目搬动或立即扶起只会加重脑内出血。对于脑供血不足引起的晕厥,本应让患者平卧,如果将其扶起,反而会加重脑部缺血状况,使晕厥加重。

(5)如果老人只是软组织损伤,不要急于在损伤部位进行搓、揉、压或热敷等,因为这样会加重损伤部位的出血、肿胀。建议在红肿部位进行冷敷,每次10~20分钟。可将老人侧肢体抬高,使之超过心脏水平面,减少下地走路,多休息。

问题3:如何预防和处理老年人在日常饮食中发生误吸、噎呛问题?

1. 预防

(1)进食时体位通常宜取坐位或半卧位,或采取患侧卧位,头偏向一侧。

(2)进食时精神要集中,速度宜慢,每口进食不宜过多,食物应细软。对有吞咽困难、进食易呛者,应将食物加工成糊状,喂食时动作要轻,每勺量要适当,不要催促,让老人充分咀嚼和慢慢吞咽。

(3)进行吞咽功能锻炼:可通过皱眉、鼓腮、露齿、龇牙、吹哨、张口等动作锻炼面部肌肉;通过伸舌锻炼舌肌。这些方法有利于促进吞咽功能的康复和减缓吞咽功能障碍的恶化,有助于预防噎呛的再次发生。

2. 处理

清醒状态下的急救通常采用Heimlich急救法,具体步骤如下:

(1)救人者帮助老年人站立并站在其背后,用双手臂由腋下环绕老年人的腰部。

(2)一手握拳,将拳头的拇指一侧放置在老年人的胸廓下段与脐上的腹部部分。

(3)另一手抓住拳头,肘部张开,用快速向上的冲击力挤压患者腹部。

（4）重复步骤（3），直至吐出异物。

问题4：如何预防和处理老年人在家中坠床？

1. 预防

（1）对老年人及其家属进行有针对性的健康教育，提高老年人自身及其家属对老年人坠床的预防意识，提高对危险因素的认识，了解坠床的严重后果以及预防措施。

（2）让老年人主动参与坠床的防范，告知家属引起老年人坠床的原因、危害和预防措施，让老年人学会自我保护。

（3）老年人活动时尽量有人陪伴，并尽量在宽敞明亮的场所进行，穿合适的衣裤和防滑鞋。

（4）起床时，先在床上休息几分钟然后再下床活动，要改变体位活动时应遵守"三部曲"，即"平卧30秒→双腿下垂30秒→行走"，避免因突然改变体位而引起体位性低血压。走动前要先站稳，下床或入厕一定要有人陪伴。夜间尽量使用便器，以免夜间因下床不慎发生意外。

2. 处理

参照跌倒的处理措施。

问题5：如何预防和处理老年人的皮肤受损问题？

1. 预防

（1）解除局部压力，多翻身，多活动。

（2）保持皮肤及床单的清洁、干燥，保护皮肤。

（3）按摩受压部位，促进局部血液循环。

（4）降低摩擦力、剪切力。

（5）加强营养，改善全身状况。

（6）避免直接使用热水袋接触皮肤，热水袋的水温不高于50℃，使用时用毛巾包裹，常检查，遇老化或漏水须及时更换。

（7）尽量避免使用电热毯等，以防意外灼伤。

（8）洗手、洗足、洗澡、擦身时要预先测定水温，一般以不高于

40℃为宜,洗澡每次不要超过20分钟,以防皮肤烫伤。

2. 处理

(1) Ⅰ期——此期重点是去除病因,防止压疮继续发展。除加强压疮预防措施外,局部可使用半透膜敷料加以保护。由于此时皮肤已经受损,故不提倡皮肤按摩,以防造成进一步伤害。

(2) Ⅱ期——此期重点是保护皮肤,预防感染。除继续加强上述措施以避免损伤继续发展外,应注意防止水疱破裂、感染,小的水疱可让其自行吸收;大水疱可在无菌操作下用无菌注射器抽出疱内液体,不必剪去表皮,局部消毒后再用无菌敷料包扎。若水疱已破溃并露出创面,则须消毒创面及创周皮肤,并根据创面类型选择合适的伤口敷料。

(3) Ⅲ期——此期重点是清洁伤口,清除坏死组织,处理伤口渗出液,促进肉芽组织生长,并预防和控制感染。

(4) Ⅳ期——此期除继续加强Ⅲ期的治疗和护理措施外,还必须采取清创术清除焦痂和腐肉,处理伤口潜行和窦道以减少无效腔,并保护暴露的骨骼、肌腱和肌肉。

问题6:老年人看病的误区有哪些?该如何解决?

误区1　反正也要复查,这次就不用查了。

解释:老年人或存在认知障碍,有时不能准确表述病情,而既往的就诊资料是医生系统了解患者病情的最好途径。有了这些资料,也可以跟本次复查做个对比,可以发现哪些指标好转了、哪些指标变差了。有时候化验指标在正常范围可能并不能反映患者目前的真实情况,而指标的变化趋势则有助于更早地发现患者潜在的问题。

误区2　反正医生也要重新开药,这次就不用拿药了。

解释:好多患者不能很清楚地说明自己的用药情况,而医生对患者用药的调整也要基于患者之前的用药。更重要的一点是,患者目前的不适很大程度跟之前的不合理用药有关。如药物性肝损伤,如果只是单纯加用保肝药,而不及时调整有损肝脏的药物,就不能起到真正的保护肝脏作用。

误区3 我去看病就全交给医生了,医生给我调好药就行了。

解释:不少老年人认为自己去医院看病,既然已付了医药费,医生就应该全权负责,而且医生也理所应当要帮助自己解决身上的病痛,包括慢性病等,这其实是老年人群就医时普遍存在的误区。

治疗是一个互动的过程,多数患者的健康问题不是吃点药就能解决的,必须认真遵照医嘱执行,如功能锻炼、饮食控制、生活方式的改善、坏习惯的戒除等,这些都需要患者能很好地理解医生的话,老年人多有听力和视力问题,如果能清楚地听到和看到医生的嘱托,对病情的改善会有很大帮助。

误区4 只要我看医生,我的慢性病就能好,住院能解决我的所有问题。

解释:既然是慢性病,就要做好长期准备,已经出现器质性病变的,再想完全恢复在多数情况下是不可能的。不过也别灰心,老年科可以帮助患者使功能状态得到一定的恢复,从而改善生活质量。住院只是解决眼下急性发生的病情变化,多数慢性疾病需要在家中长期调养。如果患者抵抗力低下,长期住院只会增加感染的几率,而在医院内感染的病菌要比在社区感染的病菌厉害得多,也难治得多。

 问题7:如何防范和应对老年人就医时迷信广告、上当受骗?

老年人由于年龄的关系,认知能力退化,有较多盲从意识,老年人渴望亲情和友谊、渴望被尊重、渴望健康、害怕生病,这是他们容易受骗的主要原因。

具体防范技巧有:

（1）去正规医院或社区医疗机构就医。

（2）不轻信电视广播或路边张贴的小广告，以免被虚假信息"忽悠"。

（3）通过正规渠道购买营养保健品，或听从医生建议。

（4）不拿保健品代替须正规服用的药物。

（5）不贪便宜，远离可疑人员。

（6）兼听则明，谨慎动钱，不盲从。

（李惠玲、吕淑娇）

第二章　营养问题的护理

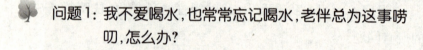

问题1：我不爱喝水，也常常忘记喝水，老伴总为这事唠叨，怎么办？

老年人不爱喝水的原因主要有：

（1）随着年龄的增加，老年人口渴中枢反应变慢，对口渴的感觉变得不准确，常常感觉不到口渴。

（2）老年人尿浓缩功能差，排尿较多，许多老年人为了少排尿而不喝水，特别是患前列腺肥大的老年男性更是如此。

老年人不爱喝水的危害主要有：水摄入不足，会使机体处于脱水的状态，消化、循环、泌尿等多个系统的功能也会因此受损。具体表现为：粪便中水分减少，容易引起便秘；尿液浓缩，易发生尿路感染，长期甚至可引起肾功能障碍，血浆肌酐和尿素氮上升。呼吸道痰液黏稠，不易排出，可诱发肺部感染或加重哮喘患者呼吸道阻力。

另外，水是生命之源，如果没有足够的水分，机体代谢产物不能及时排出，有毒物质蓄积体内，可使人体血黏度增高，过氧化状态增强,增加了人体氧化损伤性疾病(肿瘤、糖尿病、白内障、痛风等)发生的风险。

下面介绍几种老年人科学饮水的方法:

(1) 白开水或淡茶叶水最佳,米汤、菜汤、新鲜的果蔬汁、牛奶也是不错的选择。

(2) 一天至少6杯水(1200mL),具体可根据饮食情况适当增加。

(3) 少量多次,主动饮水。莫等口渴再饮水,因为感觉口渴时机体已经处于缺水状态。莫一次大量饮水,以免加重胃肠负担,稀释胃酸影响消化。

(4) 特殊饮水。由于夜间人体血液的黏稠度比较高,老年人可在睡前1~2小时喝一杯白开水,睡前排尿即可不增加夜尿次数,第二天晨起后也饮一杯白开水,有利于及时降低血液黏稠度。另外,夏天运动前后都需要补充足量的水。

知识链接:6杯水法

为了培养老年人主动饮水的习惯,可以采用6杯水法。即准备6个200毫升的杯子,一天中每个杯子使用1次,喝完一杯水后就把这只杯子收走,定时(下午、晚餐后)检查还剩几个杯子没用,争取睡觉前把没喝完的水喝完。

问题2:我现在做的菜,家人总是觉得太咸,可我觉得还好啊,怎么办?

老年人"口味重"是正常的。随着年龄的增长,老年人的味觉已经减退,对咸味不是很敏感,往往口感味咸时钠的摄入已经超标了。盐摄入过多对身体有害,因此"口味重"者需要自觉纠正。具体的改善方法如下:

(1) 控制食盐摄入总量,每天少于5g。不能仅靠品尝口感来判断食盐是否过量,使用量具更准确,盐勺是不错的选择。一般20

毫升酱油含有3克食盐,10克黄豆酱含盐1.5克,所以当菜肴需要用酱油和酱类时,应按比例减少食盐的用量。

(2)少用含钠高的食物。食物中的钠盐来源,除了食盐外,还包括味精、小苏打等高钠食品以及含钠的加工食品。因此,酱油、酱菜、咸菜、泡菜、腌菜、卤菜、碱面、油条等食物应尽量少吃。

(3)多吃含钾高的食物,如黄豆、红心萝卜、白菜苔、冬瓜、黄瓜、马铃薯、苦荞麦、柑橘、苹果等。

(4)烹饪时加醋少糖。烹调时不要加糖,因为糖可以掩盖咸味;可放少许醋,既可提高菜肴的鲜味,又可减少食盐的用量。

问题3：我胃口不是很大,吃不了太多的东西,子女总是担心我的身体,怎么办?

长期摄入不足,可能会造成体重不足或营养不良,您衰老的症状也许会比同龄胃口好的老年人显得更加明显。

老年人食欲低下的原因有很多。随着年龄的增长,机体对能量的需求会减少,这主要与机体每一器官中活性细胞数量降低,使身体的基础代谢率降低有关。部分老年人不爱活动,活动少则消耗少,每餐进食量也就大为减少。消化系统功能衰退、胃肠道蠕动缓慢、消化液分泌过少等均可影响老年人的食欲。精神不振、抑郁或患有一些慢性疾病,疾病本身或服用的药物均可影响老年人的食欲。

老年人摄入不足的危害主要在于机体储备不足,应对"打击"能力下降,具体表现为：容易发生感染；容易骨质疏松,骨折率上升；损伤及外科伤口愈合缓慢；机体应激能力下降；怕冷,体温调节功能下降；出现一些精神症状,如易疲劳、倦怠,或冷淡、抑郁,或易激惹、不安、神经质、失眠等。

纠正老年人摄入不足的具体措施主要有：

(1)改变错误的饮食观念。有些老年人认为"千金难买老来瘦","粗茶淡饭营养好",在这些不正确认知的引导下,老年人的饮食习惯发生了相应的改变。

（2）增加餐次，少量多餐。逐渐增加食物的数量与种类，注意循序渐进。老年人一次进食较多食物不易消化吸收，建议一天吃4～5餐，这样既可保证足够的能量与营养，又不增加胃肠道的负担。

（3）选择有营养、易消化的食物。食欲低下的老年人，因为吃得少，所以食物要选得精。可以选择富含优质蛋白质的食物，如蛋、奶、鱼、肉等，大豆作为唯一的植物性优质蛋白质来源，也建议选用。每天多吃新鲜的蔬菜水果，保证维生素和矿物质的供给。可选择蒸、煮、烩、焖、炖、汆等烹饪方法使食物细软易于消化。进餐前、进食时尽量少喝汤水，以免扩张胃腔影响食欲。

（4）适量运动，保持良好心情。运动可以增进食欲，有助于食物的消化与吸收。建议适当参加集体活动，与一些老年朋友一起爬山、游园，既能消耗一定的体力，又能促进身心愉快，更利于食欲的提高。

（5）合理使用膳食补充剂。老年人因为生理机能减退和疾病的影响，加上食欲有限，非常容易缺乏矿物质与维生素，可以每天适当服用多种维生素片。对于那些食欲的确很差、消瘦明显的老年人，建议选用一些成人奶粉（肠内营养制剂），成人奶粉能够均衡地提供人体所需的绝大部分营养素，有助于增长体重和促进食欲。

问题4：我胃肠道不好，吃多了粗杂粮、蔬菜肚子会胀气难受，可是不吃又会便秘，怎么办？

粗杂粮、蔬菜含有较多的膳食纤维，老年人摄入过多往往会出现胃肠道不适，这与老年人胃肠道黏膜萎缩、运动功能减退有关，常表现为胃肠缓慢性扩张，蠕动缓慢、无力，从而导致消化不良和便秘。

但膳食纤维对人体十分有益，具有以下生理作用：

（1）润肠通便。大多数纤维素具有吸水膨胀、促进肠道蠕动的特性，可使肠道肌肉保持健康和张力，粪便因含有较多水分，体积大、质地软而容易排出。

（2）增加饱腹感。可溶性纤维可以减缓食物由胃进入肠道的速度并发挥吸水作用,使人产生饱腹感从而减少能量摄入,有控制体重和减肥的作用。

（3）可降低血糖与胆固醇。可溶性纤维通过包裹食糜,减少消化酶与食物的接触,使血糖不致因进食而快速升高。可溶性纤维还可吸附胆汁酸、脂肪并通过粪便排出体外,达到降血脂的作用。

（4）预防癌症。癌症流行病学研究表明,膳食纤维或富含纤维食物的摄入量与结肠癌危险因素呈负相关。

提高老年人耐受膳食纤维的方法主要有以下几种：

（1）逐渐加量。老年人每天最好吃粗粮、杂粮50g～100g,蔬菜400g～500g,水果200g～400g；每周吃薯类5～7次,每周50g～100g。胃肠道不好的老年人刚开始不能摄入这么多的种类与数量,可先选择其中一种,尝试少量食用,在没有胃肠道不适的基础上逐渐加量至推荐量,然后再换其他的种类进行耐受尝试。

（2）采用适当的烹饪方法,使食物松软易消化。比如粗杂粮类,高粱米可以磨成粉做点心；薏米可以与鸡肉、番茄一起炖煮；荞麦可以做成面条、馒头、煎饼、粥；还可以把黑米、糯米、燕麦、大豆、莲子、薏米、红豆等加水浸泡后煮成八宝粥。再如蔬菜类,叶菜类尽可能选择嫩叶,把菜叶切细或切碎,也可做成馅；根茎类蔬菜可以切细后在沸水中焯1～2分钟,以起到软化膳食纤维的作用,然后再继续烹调；蔬菜还可以做成泥状食用。

（3）饮用果蔬汁。对于胃肠道功能弱的老年人来说,果蔬汁是不错的选择。

知识链接：胡萝卜苹果汁

取苹果(中型)1个、胡萝卜(中型)1根去皮切成块,放入料理机,加适量橄榄油,打成果蔬汁。每次饮用100ml～200ml,既补充了水分,又提供了丰富的维生素与膳食纤维,而且容易吸收,不增加胃肠道的负担。

问题 5：我家就我和老伴两个人，做的饭菜一天吃不完，隔天热热凑合再吃，可大家都说吃剩菜不健康，怎么办？

经常吃剩饭、剩菜的确不利于健康。

老年人视力不好、行动迟缓，购买与烹饪食物有一定困难，不与子女同住的老年人尤甚。

不少老年人喜欢一次性购买大量的食物存放在冰箱中慢慢消费。食品存放不当或过久，会发生腐烂变质，有害成分增加。比如蔬菜、水果放置时间过长，不仅营养成分被破坏，亚硝酸盐含量也会增加。即使将之煮熟放在冰箱中，亚硝酸盐含量也会随着时间的推移而增加。油炸食物即使存放在冰箱中，其过氧化值也会逐渐增加。动物性食物如果存放不当，还会腐败变质。

还有的老人为了图方便，喜欢一次性大量烹调食物，然后每日反复加热食用。这种食用方法会增加食物中的有害物质，不利于健康。

我们应该提倡选择新鲜的食物，现买(做)现吃，具体可以从以下四个方面入手：

（1）不吃隔夜的蔬菜，蔬菜最好能每顿现做现吃。可采用简单少油的烹饪方法，如：准备一锅水，煮沸，放入少许盐、油，放入蔬菜快速煮熟捞出，拌上酱油、醋等调料后食用。

（2）荤菜一次可以适当多做点，分成几个小份，分别盛放于干净的容器中，然后放入冰箱冷冻，每次取一份加热并食用完。

（3）用冰箱保存食物时，注意先入先出，即较早购买的食品应先于其他后购买的食品食用。对于不能一次性食用完的食品，尽快低温保存，其中以快速冷冻的效果为最好。

（4）烹调好的菜肴即使放冰箱保存，也最好能在 3 天内食用完毕，否则亚硝酸盐含量会大大增加。梅雨季节，食品存放时间要更短，否则容易滋生霉菌。

问题6：我吃得没有以前多，怎么肚子还是越来越大？

老年人的基础代谢（BEE）较年轻时有较大的下降，60~69岁约减少20%，70岁以上约减少30%。加上体力活动减少，活动强度降低，老年人的能量消耗大大减少。因此对老年人要提倡"食不过量，天天运动，保持健康体重"。

（1）"食不过量"。指每天摄入各种食物所获得的能量不超过人体所需的能量，也就是能保持相对稳定体重的摄食量。食不过量，饮食有节，既符合老年人的生理功能变化，又不会增加胃肠道负担，而且代谢产物减少也保护了肝肾功能。具体可以这样做：每顿少吃一两口，活得更长久；饭菜不过量，不要吃剩菜；多吃蔬菜水果；适量肉食，少喝酒和含糖饮料；控制零食。

（2）"天天运动"。多做户外运动，主动全面地进行锻炼，养成多动的生活习惯，提倡老年人每天的活动量是6000步，争取达到10000步。

（3）"保持健康的体重"。拥有健康体重的老年人患各种疾病的危险性小于消瘦和肥胖的老人，体重过轻或过重都影响身体健康。老年人健康体重的判断方法与60岁以下成人相同，可根据体质指数（BMI）进行判断：BMI = 体重（kg）/[身高（m）]^2，BMI 18.5~23.9为正常，<18.5为消瘦，≥24超重，≥28为肥胖。一般提倡"老年人体重稍微高一点"，即老年人的BMI在21~23.9之间为宜，这样的老年人相对健康，呼吸系统疾病、糖尿病、心脑血管疾病、骨质疏松等的发生率也较低。

（景秀琛）

第三章　感知功能障碍的护理

 问题1：老年人视觉的变化有哪些？

（1）眼外观的变化。老年人眼的外观以下眼睑肿胀为特征，下眼睑变得松弛而下垂，同时由于脂肪沉积并伴有水分潴留而使局部出现肿胀。有的老年人上睑下垂甚至会妨碍视力，脂肪减少又造成了眼球凹陷，80岁以后这种情况更为明显。角膜的老化还会使周边出现灰白色混浊环。

（2）眼结构的变化。老年人角膜和玻璃体的透明度下降，瞳孔缩小，在昏暗时感觉视物更显困难；晶状体柔韧性变差，睫状肌调节功能减退甚至丧失，出现老视，部分老人晶状体变混浊，可引发白内障；血管硬化变性，从而影响眼部血供，易出现老年性视网膜病变。

（3）眼各种功能的变化。老年人眼外观和结构的变化导致的结果有：看清小物体的能力下降；迅速调节远视、近视的能力下降；分辨远近物体相对距离的能力下降；对较短波长的颜色不敏感，难以识别蓝、绿、紫；对强光特别敏感；视野缩小。

 问题2：导致老年人视力减退的主要原因有哪些？

（1）老视、屈光不正。随着年龄的增长，人眼的晶状体逐渐硬化，弹性减弱，睫状肌的功能也逐渐减退，眼的调节功能随之逐渐减弱。大约从40～45岁开始，出现阅读等近距离工作困难和视疲劳，这种由于年龄增长所致的生理性调节功能减弱被称为老视。屈光不正包括近视、远视、散光及屈光参差。老视、屈光不正可通过准确的验光配镜和屈光手术进行矫正。

（2）白内障。晶状体位于虹膜和玻璃体之间，以悬韧带与睫状肌相连,是一种重要的屈光介质,它的透明性是维持良好光学质量的基础。晶状体混浊即白内障。年龄相关性白内障是最为常见的白内障类型,多见于50岁以上的中老年人,发病率随年龄的增加而升高。80岁以上老人的白内障发生率为100%,主要表现为双眼视力逐渐下降。据相关统计发现,目前在中国,年龄相关性白内障是导致老年人盲眼和视力损伤的主要原因。手术治疗是年龄相关性白内障最有效、最主要的治疗方法。

（3）年龄相关性黄斑变性（AMD）。年龄相关性黄斑变性（AMD）是与年龄有关的慢性眼病,也是引起50岁及以上人群重度视力下降的主要原因,更是导致全球成年人中心视力不可逆丧失的首要疾病。黄斑变性就是黄斑区域出现了病理改变。黄斑是眼底视网膜中最重要的部位,因其含有丰富的叶黄素而得名,主要是起到精细视觉的作用,区别各种各样的颜色、读书、看报、看电视、看远方的物体,都是靠视网膜中的黄斑区域。一旦黄斑损伤,人的视力就会严重下降,视物扭曲,视野中心出现黑点,直至最后出现不可逆的视力丧失。患者可以用阿姆斯勒方格表自查或者选择去就近的专业眼科医院、三甲医院眼科眼底科室检查。针对黄斑变性的主要治疗方法有：补充抗氧化性维生素和矿物质；经瞳孔温热治疗；光动力疗法；玻璃体腔注射抗VEGF药物。

 问题3：白内障有哪些症状？如何治疗？

症　状	发病期
视力下降0.8以下、雾视、视物黑暗、固定性黑影、重影、畏光、眼睛干涩、迎风流泪等	早期 可保守治疗
视力急速下降至0.4以下,晶状体膨胀,个别病人由于晶状体膨胀导致眼压高而引起青光眼的急性发作,病人可感到眼红、眼痛、伴头痛、恶心、呕吐	膨胀期 可能需要手术
视力明显下降,只能辨别手动,或仅存光感,矫正视力仅为0.1左右	成熟期 必须进行手术
晶状体核下沉,此时视力可突然有所提高,但这只是暂时的,晶状体的病变会引起多种并发症从而导致失明	过熟期 导致失明

手术是摘除混浊的白内障的唯一方法。如果白内障尚未产生明显影响,只需更换一副眼镜以使感觉舒适就够了,不需进行治疗。目前尚无有效的药物、物理治疗方法或是光学设备能预防或治疗白内障,避免过度的日光照射能预防和减缓白内障的发生。能防紫外线的太阳镜可能会有帮助。

问题4:白内障手术有哪些方式?白内障摘除术后为什么要安装人工晶体?

白内障手术是将浑浊的晶体更换为人工晶体的一种创伤性、物理性治疗方法。具体可分为:

(1)白内障囊内摘除术。是指将混浊的晶状体完整地从眼内取出的一种手术。此手术需要较大的手术切口,因手术时晶状体囊一并被摘除,故不能同时植入后房型人工晶体。

(2)白内障囊外摘除术。与老式的囊外摘除术不同,它必须在手术显微镜下操作,切口较囊内摘出术小,将混浊的晶状体核排出,吸出皮质,但留下晶状体后囊。后囊膜被保留,可同时植入后房型人工晶状体,术后可立即恢复视力功能。

(3)白内障超声乳化术。使用超声波将晶状体核粉碎使其呈乳糜状,然后连同皮质一起吸出,术毕保留晶状体后囊膜,可同时植入后房型人工晶体,老年性白内障发展到视力低于0.3、晶状体混浊在未成熟期、中心核部比较软的患者,适合做超声乳化手术。它具有手术切口小、散光轻、创伤小、术后反应轻、并发症少、手术时间短、病人痛苦小、适应证广、安全性高、无须等待白内障成熟即可施行手术等优点。

摘除白内障后,眼球内就丧失了晶体这一必不可少的结构,视物仍不清楚,而配戴无晶体眼镜(框架式)及角膜接触镜又有很多缺点或不足,所以最理想的方法就是安装人工晶体,使视力及视野恢复到正常。正常情况下,植入人工晶体后可受用一辈子。

问题5：白内障患者术后要注意些什么？

（1）保护眼睛。切勿用手揉眼或用力挤压眼部；白天外出要戴太阳镜，睡觉时要戴眼罩；洗脸、洗头时要遮盖好眼睛，防止溅入脏水；严防眼睛遭受外伤和撞击，如发生意外情况导致视力急速减退或剧烈疼痛时，要立即到医院检查治疗。

（2）日常生活。手术后休息或睡觉时，最好仰卧，以减轻眼压对伤口的压力。术后3个月内要防止剧烈晃头，不要长时间低头；防止剧烈咳嗽，不要做剧烈运动，也不要提拿重物。

（3）术后早期。手术当天不必用眼药水及眼药膏；保持伤口干燥，不要拆除眼罩；手术后第一天查房时，根据医生意见用药。

（4）滴眼液的使用。一般有1～2种眼药，各有其不同作用，要按医生医嘱用药，并注意安排好间隔时间；不要因怕麻烦而任意增减点眼次数；点眼时要先将双手洗净，患者头部向上仰，将下眼睑拉下点药，勿压上眼睑。

（5）合并用药。高血压、糖尿病患者应照常服用手术前服用的药物。

（6）随诊。术后3天、1周、2周、1个月、3个月、6个月时都要到医院进行复查。若眼睛发红、疼痛、眼屎增多、视力突然下降，要及时到医院复查，并请医生对症治疗。

（7）减少用眼。手术后3个月内要少看书报、少看电视、少用或暂时不用电脑，少干费眼的精细活。

（8）饮食。多吃蔬菜水果和易消化吸收的食物，防止便秘和大便秘结；手术后3个月内不要吸烟、饮酒，也不要吃辣椒、蒜等辛辣刺激性食物。

问题6：白内障患者的日常保健事项有哪些？

（1）避开强光紫外线。强光特别是太阳光紫外线对晶体损害较重，照射时间越长患白内障的可能性越大。在光线比较强烈的情况下，在户外活动时，应戴有色眼镜或大檐帽。

（2）避免肌体缺水。体内缺水,是导致老年人晶状体变混浊的原因之一,要养成多饮水的习惯。

（3）每次用眼时间不要太长。看书、看报、看电视,每次用眼时间不要超过30分钟,避免眼睛疲劳。要经常进行望远,以放松眼肌。

（4）饮食。具体有以下方面:

① 常饮茶。茶叶中含有一种鞣酸物质,具有抗氧化反应作用。

② 多吃富含维生素C的食物。白内障是光线与氧气长期对晶状体产生作用的结果,而维生素C能减弱光线和氧对晶状体的损害,从而可以防止白内障的发生和发展。为此,患有白内障的中老年人应适当多吃一些富含维生素C的食物,如西红柿、大枣、刺梨以及新鲜绿色蔬菜等。

③ 多吃富含锌的食物,如青鱼、沙丁鱼、瘦肉、花生、核桃、牡蛎等。

④ 多吃富含硒的食物。当机体内的硒含量不足时,晶状体中的谷胱甘肽氢化酶活性会明显下降,白内障的发病率则明显增加。所以,预防白内障应适当多吃一些富含硒的食物,如芦笋、蘑菇、谷物、鱼、虾等。

⑤ 控制血糖。糖尿病病人患白内障比正常人来得早且发展速度快,所以老年糖尿病人尤其要控制好血糖。

⑥ 避免外伤。工作运动中要保护眼睛的安全,因为眼部外伤也可能导致白内障的产生。

⑦ 保持心情舒畅。要避免情绪过度激动,保证全身气血流通顺畅,提高机体抗病能力,这对老年性眼病的康复同样重要。

⑧ 减少辐射:手机在接通的头3~5秒不要立即通话,平时携带手机时把电池的一面朝外。看电视的距离要求是电视机对角线的7倍。

问题7：老年人的听觉变化有哪些？

老年人的听觉变化中，最常见的现象就是重听。通常所说的老年人耳聋或耳背，其实就是听力下降所引起的重听。这种退行性变化在外耳道表现为皮肤分泌功能的减退，使耳垢变得很硬难以排出，这是影响听力的原因之一。内耳的退行性变化常引起对高频声音听觉的丧失或减弱，内耳血管萎缩。高频听力的下降使老年人在沟通时较为困难，音调降低，且不能高声说话，渐渐地一些中、低频率的声音也会受到影响。此外，老年人的听觉记忆也有所减退，因而对语言理解力的影响比对音节理解力的影响更大，使老人对语言的理解力下降。一般说来，人在20~50岁时对语言的理解力相对稳定，到80岁时下降25%或者更多，对复杂的、速度快的语言其理解力衰退更加明显，而且男性较女性更差，在日常生活中具体表现为对常用语句很少误解，而对于不大常用的语句则理解很差。老年人听觉功能的变化，直接影响他们的言语知觉能力和理解能力。一些研究发现，70多岁的老年人对言语知觉所需最低音强比青年人高6~7倍。所以，在电话中向老人传达事情，讲话人必须大声、慢讲，而且周围应尽可能没有其他噪声的干扰。

问题8：老年性耳聋的症状和治疗方法有哪些？

老年性耳聋表现的症状为：

（1）隐袭性、进行性缓慢的双侧听力下降，多以高频为主，言语识别能力明显下降。

（2）耳鸣，多数人有高调耳鸣，有些人是搏动性耳鸣，可间歇性，也有持续性的。

迄今为止，尚无确切有效的方法可以用来逆转听力老化的进展。但这并不是说老年性耳聋无法防治，如果能在日常生活中注意预防保健，比如按摩耳廓等，则可大大延缓听力老化的进程。对老年性耳聋患者可给予营养神经和改善循环等的药物，亦可配戴助听器。

问题9：老年人如何预防耳聋？

（1）避免长期的噪音刺激。长期噪音可使听觉器官长期处于兴奋状态，使脑血管处于痉挛状态，致使听觉器官及脑供血不足，导致听力下降。选用防噪耳塞能起到一定的预防作用。

（2）戒烟限酒。烟酒不仅会导致老年人出现呼吸系统及心血管系统的疾病，还可能发生恶性肿瘤且直接损害听力。尼古丁中毒及慢性酒精中毒，可损害听神经及神经中枢，造成脑血管舒缩功能紊乱，尤其是内耳血液供应不足，耳蜗末梢器官衰退，从而使听力严重下降。

（3）慎用耳毒性药物如链霉素、卡那霉素、新霉素等，如家族中已有耳毒性药物中毒史者，则应禁用此类药物。

（4）饮食有节，合理营养。节制食用动物脂肪，控制体重防止肥胖，限制糖和食盐的食用量，以防止动脉硬化和高血压的发生。

（5）坚持体育锻炼以促进周身血液循环，使内耳能获得良好的血液供应。

（6）学会用手掌按压耳朵和用食指按压、环揉耳屏，每天3~4次，以增加耳膜活动，刺激局部血液循环，预防听力下降。

（李弢）

第四章　老年人的运动健身

问题1：老年人全面合理的运动健身包括哪些形式与内容？

全面合理的运动健身形式和内容主要包括有氧运动、力量训练、牵拉和平衡训练。

（1）有氧运动。可进行中等强度训练，每次至少30分钟，每周 5 次;或高强度训练,每次至少 20 分钟,每周 3 次;抑或中等强度与高强度结合进行训练。常见的有氧运动项目有步行、慢跑、爬楼梯、游泳、自行车、跳绳、划船、滑雪、球类运动、太极拳、健美操等。

（2）力量训练。可进行 2~4 组包括全身主要大肌群在内的 8~12 重复次数(RM),相当于 60%~70%1RM(1 次最大重复的负荷)的练习。最常见的练习方式包括健身房的器械训练、哑铃、健身器材、深蹲、俯卧撑、改良式俯卧撑等。

（3）牵拉和平衡性训练方式包括单腿站立、脚尖站立、站于软枕上等,用于训练和改进平衡功能。牵拉运动则是对肢体进行拉伸,常见的广播操动作如扩胸运动、伸展运动等均含有牵拉,很多瑜伽动作也是典型的牵拉训练。在自身能够承受的范围内尽可能地牵拉和伸展,注意动作不宜过猛或幅度过大,防止肌肉拉伤。牵拉和平衡性练习一般于运动前热身和运动后放松阶段使用。

问题 2：有氧运动对老年人身体机能的影响效果有哪些?

（1）有氧运动能力：改善最大摄氧量水平,提高有氧运动水平,增强体质。

（2）心血管系统：显著降低血压和心率,使心肌收缩力加强,每搏输出量增多。

（3）骨骼肌：促进肌肉蛋白合成,减轻肌肉萎缩,显著增加肌肉力量和体积。

（4）骨骼：有利于保持老年人活体骨矿物质含量和延缓骨质疏松现象。

（5）血液和血管：使红细胞压积减少,从而使血液黏稠度下降,改善血液流变性。同时,改善血管壁弹性,改善各器官血液循环。

（6）消化系统：促进消化液分泌和脂肪代谢,改善消化系统,提高整体身体机能。

（7）呼吸系统：锻炼呼吸肌,有效改善呼吸功能。

（8）神经系统：促进神经系统的新陈代谢，改善和提高神经系统的调节能力和反应能力，延缓神经细胞衰老，预防和治疗神经衰弱，消除脑细胞疲劳，调控身体运动使之更加准确协调，从而提高学习和工作效率。

（9）泌尿系统：改善前列腺功能，缓解泌尿系统常见的尿频、尿急等症状，减少泌尿系统感染和紊乱。

（10）内分泌系统：调节内分泌系统。

（11）免疫力：增强机体免疫力和抵抗疾病的能力。

（12）心理：缓解人体紧张情绪，改善心理状态，保持健康的心态，充分发挥个体的积极性、创造性和主动性。

（13）延缓机体衰老过程。

问题3：老年人进行力量训练有哪些好处？

（1）增加骨密度，预防骨质疏松和关节炎，增强关节灵活性等。

（2）防止肌肉丢失，减轻因年老导致的肌肉萎缩，改善肌肉功能。

（3）改善身体平衡功能。长期进行肌力训练可提高机体平衡能力、协调性和敏捷性，提高日常生活能力，是防止跌倒的有效方法。

（4）降脂减肥，降低血压，缓解血糖过高等问题。

（5）防治腰痛症等慢性疾病。

（6）增强心肌收缩功能。

（7）改善睡眠质量，提高办事效率，减轻沮丧和抑郁。

问题4：老年人进行运动前要做好哪些准备工作？

（1）运动前要做检查。老年人在健身运动前最好做一个全面身体检查，以了解自己的健康状况以及各脏器的功能水平，为合理选择运动项目和适宜的运动量提供依据。

（2）穿着合适。衣服厚薄要合适，衣物要宽松，不能过紧。鞋子的选择也很重要,尤其要注意选择防滑性好的鞋子。

(3) 选择合理的运动时间。选择合适的时间段进行运动会产生更好的运动效果。早晨时段,运动会消耗大量的血糖,要注意空腹锻炼可能会导致低血糖的症状。在上午、下午时段运动,可能受上班、工作、家务等客观因素的影响。人体体力的最高点和最低点受机体"生物钟"的控制,一般在傍晚达到高峰。比如,身体吸收氧气量的最低点在下午6点;心脏跳动和血压的调节在下午5点到6点之间最平衡,而身体的嗅觉、触觉、视觉等也在下午5点到7点之间最敏感。此外,人体在下午4点到7点之间体内激素的活性也处于良好状态,身体适应能力和神经的敏感性也最好。因此,综合来看傍晚的锻炼效果比较好。注意要避免在餐后半小时内和饥饿状态下进行运动。

(4) 运动前充分热身。热身活动一般需要5~10分钟,主要进行一些低强度的活动,如慢跑等,可牵拉及活动关节。待身体微微出汗后再开始正式的运动。充分的热身可以调动神经兴奋性,克服内脏惰性,降低肌肉黏滞性,增加协调性,防止骨折和肌肉拉伤等运动性损伤现象。

(5) 有心血管系统疾病和糖尿病等疾病的老年人,运动前应做好充分的准备,保证自身的安全。有心脏病、高血压、糖尿病的老人必须携带疾病卡(上面写上姓名、年龄、疾病、家属联系电话等最基本信息)和手机号码,必要时家属陪同运动。有心绞痛风险者,携带硝酸甘油备用。

(6) 对于参加户外运动的老人应考虑到天气和环境等因素,注意安全。

问题5:老年人在运动过程中需要预防哪些危险?

老年人在运动过程中可能发生和需要注意预防的危险包括以下四个方面:

(1) 由于快速或高强度的运动导致脉搏和血压骤升而发生的心血管意外。由于老年人的心肌收缩力减弱,血管弹性下降,管腔狭窄，血压增大使心肌负荷力加大，加上呼吸系统功能的减弱，有心脏病和高血压的老年患者极易发生意外。

（2）因负重训练导致的骨折以及关节、肌肉、韧带的损伤。其原因是老年人运动器官的肌肉开始萎缩，韧带韧性减弱，骨骼中钙质减少，关节活动范围受到限制。

（3）进行屏气训练出现的呼吸肌损坏肺泡破裂。原因是老年人的呼吸肌力量减弱，肺的纤维结缔组织增多，肺泡弹性降低。

（4）因竞赛和争抗发生的意外。竞赛和争抗活动会导致神经剧烈兴奋，同时争抗会使参与者产生付出自己最大能力的获胜心，这种情况可能会使老年人力不从心，发生意外。

问题6：老年人运动前后在进食、饮水方面应该注意哪些？

1. 运动前进食饮水

（1）营养全面，均衡饮食。碳水化合物以占食物总热量的60%为宜，脂肪应占食物总热量的25%～30%，蛋白质应占食物总热量的15%。

（2）按需供给。食量不要过多，热量约为500～1000千卡，以七成饱为宜。长时间或者长距离活动时可以适当提高饮食中脂肪的含量。

（3）尽量选择易于消化吸收和低盐清淡的饮食。

（4）吃平常习惯的食物。

（5）进食的时间可选择在运动前2～3小时，最短间隔不少于30分钟。原则上要在胃内食物大部分排空的情况下运动，以免由于胃内食物充盈而产生不适症状。若运动前采用流质饮食，进餐时间可以适当缩短。

2. 运动过程中进食饮水

（1）运动过程中出汗较多时，注意补充水分和电解质。可少量多次饮水或运动饮料。

（2）长时间运动过程中每隔30分钟或60分钟补糖。补糖量限制在每小时50g或每公斤体重1g。

3．运动后进食饮水

（1）运动后为了尽快恢复体能，建议尽早补充能量。运动结束后可以立刻服用含糖饮料，越早越好。

（2）对于米饭之类的，休息半小时后再食用较合适。

（3）适当增加蛋白质摄入以弥补运动消耗，同时促进机体肌肉蛋白的合成。

问题7：哪些简单方法有助于运动后的老年人更快地恢复体能？

（1）运动结束后立即进行放松活动。在剧烈运动后，身体还微微出汗时，做5~10分钟的放松运动，主要包括全身肌肉的拉伸，有助于促进肌肉的恢复，减轻运动后疲劳。

（2）适当按摩。运动后按摩也是帮助老年人消除疲劳、更快恢复体力的重要手段。按摩的主要手法有抖动、点穴、揉捏、叩打、推摩等。

（3）运动后尽早补充糖分。建议在运动结束后立即服用些许糖水饮料。运动后补充能量越早，体能恢复越快，效果越好。

（4）多食用帮助恢复体力的食物。如富含蛋白质和维生素的食物，富含氨基酸的饮料等。

问题8：老年人应如何预防和减轻运动带来的肌肉酸痛？

剧烈活动时，骨骼肌急需大量的能量，致使肌肉处于暂时缺氧状态，可带来肌细胞的生理性损伤，可能是导致肌肉酸痛的主要原因。损伤后的修复过程对肌细胞功能起到良好的促进作用。运动时，糖类物质分解释放的乳酸在肌肉内大量堆积，这也是肌肉酸痛的原因之一。肌肉酸痛虽然是运动后的正常生理反应，但是严重的酸痛会带来强烈的不适感。因此采取适当的措施减轻酸痛也是十分必要的。

预防和减轻运动所致肌肉酸痛的方法包括以下6点：

（1）锻炼安排要合理。经过一段时间锻炼后，当达到原先出现肌肉酸痛症的运动量时,就较少出现症状了,并且表现有特异性。例如,下坡运动锻炼一段时间后能减轻下坡锻炼带来的肌肉酸痛症。因此,应尽量采取循序渐进的运动和不同方式结合的运动。

(2)做好锻炼时的准备活动和整理活动。准备活动做得充分和整理运动做得合理,非常有助于防止或减轻肌肉酸痛。

(3)注重运动后的放松。抖动四肢,先抖动、拍打大腿或是上臂,后抖动小腿或前臂。可躺在海绵垫或藤垫上休息片刻,平躺时脚放置的位置应略高于头,或是与头的高度平。切不可躺在有水汽的地上。

(4)运动后按摩是消除疲劳或酸痛的重要手段。按摩的主要手法有抖动、点穴、揉捏、叩打、推摩等。几种手法结合可起到良好的放松作用,且恢复快。

(5)局部温热和涂擦药物。锻炼后用温热水泡洗可减轻肌肉酸痛。局部涂擦油剂、糊剂或按摩擦剂也可减轻疼痛。

(6)牵伸肌肉的运动可减轻酸疼。牵伸肌肉可加速肌肉的放松和拮抗肌的缓解,有助于紧张肌肉的恢复。这种肌肉牵伸练习也为预防锻炼时的拉伤打下了基础。

问题9:帮助老年人判断其运动量或强度是否合理的方法有哪些?

总的运动量取决于运动时间、强度和频率等各个因素的乘积。

(1)通过数脉搏来判断。一般认为,体质较好的人群心率在120次/分以下的运动量为低强度运动;120~150次/分为中等强度运动;150~180次/分或超过180次/分的运动为大强度运动。老年人的低强度运动量以心率每分钟不超过110次为衡量标准。中等运动强度表现为70%~80%最大心率为合适(最大心率=220-年龄)。如果心率数值没有达到这个"合适心率数值"的范围,说明未达到运动锻炼最合适的运动量,可以适当逐渐增加运动量。相反,如果心率过高,或在运动过程中出现心悸、气短、呼吸快、心率快、有明显疲劳感等反应,则应降低运动量。

（2）利用Borg自我感觉疲劳程度(RPE)评分。RPE在14～16分为适宜。

（3）通过精神状态来判断。锻炼后依然精神饱满、精力充沛、没有困意,对学习、工作没有不良影响,说明运动量恰当。相反,如果出现精神萎靡、疲乏、头昏、目眩,则说明运动量过大。

（4）通过锻炼的出汗量来判断。锻炼以达到刚出汗或微出汗的程度为宜。不出汗说明运动量不够,大汗淋漓提示运动量可能已过大。

（5）通过锻炼后的食欲来判断。一般来讲,如果锻炼后食欲很好,食量也有增加,说明运动量合适;如果食欲下降,食量减少,说明运动量过大。

（6）通过工作效率来判断。如果通过体育锻炼,中老年人群的体质增强,记忆力增强,学习与工作的效率提高,表明运动量恰到好处。如果身体消瘦,多病,学习与工作效率下降,则说明锻炼的运动量掌握不恰当,应及时调整运动量。

问题10：什么是渐进性运动？它有哪些好处？

渐进性运动是指在参加规律运动锻炼的过程中,开始时采用少量低强度运动,随着运动能力的不断增强,运动强度和量亦逐渐加大,或采取更多运动方式的结合运动。随着运动负荷的逐渐加大,运动能力也逐渐增强。这就是运动能力提高的渐进性原理。渐进性运动已经被用于正常人群或慢性病人群,能够有效改善患者的肢体运动功能,对老年人提高生活自理能力及生活质量有重要作用。

渐进性运动的好处在于安全和副作用极小,所以非常适合老年人群。由少及多的锻炼,可以避免因运动强度或者运动量过大导致的运动疲劳,同时避免了中老年人群尤其是患有一些慢性病的人群因运动而导致的心血管等方面的意外风险。

问题11：老年人运动锻炼的禁忌证有哪些？

运动锻炼的禁忌证主要有：不稳定型心绞痛、左主干冠状动脉病变，终末期心衰，不稳定心律失常，恶性高血压，主动脉瘤、脑动脉瘤或脑内出血，近期眼睛手术或视网膜出血，急性肌肉韧带损伤，急性系统性疾病（肺炎、肾炎），严重痴呆（行为紊乱），合并各种急性感染，严重糖尿病足，新近发生的血栓，有明显酮症或酮症酸中毒，血糖控制不佳，即>14mmol/l，严重糖尿病、肾病。

由于任何运动均可能使上述疾病加重。因此存在上述情形的老年朋友应该避免运动，以免加重疾病或出现意外风险。

问题12：运动锻炼对老年糖尿病患者的重要意义是什么？

（1）老年糖尿病患者进行科学的运动不仅能控制血糖，促进血液循环，加快能量代谢，加速脂肪分解，减少脂肪储存，减轻体重，改善血脂，提高心肺功能，还有积极的心理作用，有助于消除紧张情绪，使心情愉悦，促进睡眠。

（2）运动干预提高了糖尿病患者的身体适应能力，这对于防止和延缓糖尿病并发症的发生、发展，提高患者生存质量有重要作用。

（3）提高机体抵抗力，减少感染的机会。

（4）改善组织对胰岛素的敏感性，促进肌肉及周围组织对葡萄糖的利用，使血糖下降，可增强降糖药物疗效，使得较小剂量即可获得良好疗效。

问题13：老年糖尿病患者如何正确合理地进行运动锻炼？

1．运动锻炼的原则

2010年，美国糖尿病学会糖尿病运动分会指南提出，应该鼓励糖尿病患者无论采取何种运动方式都要尽可能增加运动和日常活动。

2. 运动方式、强度和频率

有氧运动是糖尿病预防和管理传统处方里的主要运动形式。2型糖尿病患者应该每周至少3天完成至少150分钟的中等强度至剧烈强度的有氧运动,但两次有氧运动之间不应超过连续的两天。既包括步行、慢跑、骑自行车、爬山、游泳、跳舞、打太极拳、徒手体操、带哑铃及适当的健身器进行的四肢运动;也包括在室内利用跑步机、固定自行车等进行的活动。一般来说,快走是对老年糖尿病患者和从未锻炼过的糖尿病患者比较好的有氧运动形式。这种锻炼方式速度较慢,能够使运动始终保持在低强度下进行。

除了有氧训练,2型老年糖尿病患者每周应至少进行2~3天中等强度至剧烈强度的抗阻训练。抗阻训练主要有举重训练和自由力量训练。运动方法依据患者的个人爱好、身体状况、运动能力来选择。抗阻训练通常需要依赖器械,初始运动者整个运动过程都需要监督指导。

3. 运动时间

每次运动的持续时间以60分钟左右为宜,包括运动前准备活动时间及运动后的恢复整理时间。在达到合适的运动强度后,应坚持运动30分钟。运动前应该做5~10分钟的低强度热身活动;结束时再做10分钟左右的恢复整理活动,切忌突然停止运动。

4. 不适宜的运动

老年糖尿病患者不宜参加激烈的比赛和剧烈运动,而应进行有一定耐力的持续缓慢消耗的运动,并做到循序渐进、持之以恒。因为剧烈的运动会使体内升糖激素水平升高,从而使血糖升高;同时,过量的运动还可使脂肪分解产生酮体,在胰岛素不足时,导致酮症酸中毒。

5. 运动前身体健康状况评估

运动治疗应在医生指导下进行。因为老年糖尿病患者多合并相关并发症,如心血管疾病、高血压、严重的外周神经病变、严重的自主神经病变、增殖前期糖尿病性视网膜病变或者增殖性视网膜病变等,这使得保证运动的安全性尤为重要。对于老年糖尿病患者来说,由于运动往往比患者日常生活的活动量要剧烈,因此应该首先咨询医生或专业的运动医生,根据各自的血糖控制、体能、用药和并发症筛查状况来决定是否需要进行运动前的心电图运动试验,以避免因运动不当而诱发心血管疾病急性事件或加重并发症的进展。

6. 选择合适的时间

老年糖尿病患者应从吃第一口饭算起的饭后1小时开始运动,因为此时血糖较高,运动时不易发生低血糖。

7. 老年糖尿病患者增加运动的小窍门

(1)早晨起来可以边听新闻边蹬健身车。

(2)出门时骑自行车或步行前往,放弃坐车或骑助力车;乘坐公交车的患者可早下来一站,再步行完其余的路程。

(3)不要总坐着,宜经常站着或多走动。

(4)多爬楼梯,不要总乘电梯,午饭后出去散步。

(5)在家操持家务时,各种姿势的家务交叉着做,注意劳逸结合。

(6)少看电视,找一种可以与家人或朋友共享的运动方式。

问题14:老年糖尿病患者进行运动锻炼应该注意哪些方面?

1. 运动前

外出运动时,应携带糖尿病保健卡,卡上应有本人的姓名、年龄、家庭住址、电话号码和所患疾病名称,以便在发生意外时他人能帮助处理。应告诉家人活动的时间和地点,必要时家属陪同运动。条件许可的话,可随身携带血糖仪,以备急需。

不要在饥饿状态或者饱腹后立即运动,至少休息半小时后再开始运动。

运动前可适当增加饮食或者随身携带糖果饼干,以防发生低血糖。

运动前注意换上宽松舒适的衣服,特别是鞋袜,不要磨破脚。

运动前要进行充分的热身准备,一般5~10分钟,待身体微微出汗再开始正式运动。

夏天运动要注意饮水,因为高血糖易引起渗透性利尿,导致水分丢失,加之夏天出汗较多,所以补充水分显得格外重要。夏季时运动量要适当减少,避免心肺功能出现不良反应。冬天运动要注意保暖,因为糖尿病患者常合并神经病变,对寒冷刺激不敏感,全面保暖可以避免冻伤和手脚缺血性病变加重。

运动锻炼应掌握适应证,遵从医嘱,并加强医务监管和自我保护。如果存在下列情况应避免剧烈运动:

(1) 已出现并发症时,如糖尿病临床肾病期,运动会增加蛋白尿,加重肾病的进展。

(2) 糖尿病视网膜病变较重时,运动量过大可能会加重眼底病变,极易发生玻璃体出血,导致视网膜脱离,使视力突然显著下降,甚至失明。

(3) 严重高血压和冠心病时,过度运动易诱发心绞痛和脑出血。

(4) 糖尿病周围神经病变者,足部感觉迟钝,可能会因运动而受伤,患者却不易觉察;下肢若有血液循环障碍,运动可能引起疼痛。

(5) 糖尿病病情控制不良者,若病情尚不稳定,血糖波动较大,过高或过低时都不宜做运动。高血糖时运动会使血糖上升,甚至造成酮症酸中毒;血糖过低时,运动会使血糖消耗加速,加重低血糖。

2. 运动中

患者运动时,在保证运动处方有效和安全的前提下,应该按照运动处方运动,避免运动过量或不足等现象。

每个人应根据自身情况和动作的难度、幅度等循序渐进、量力而行,并注意保持正确的运动姿势和技巧。

口渴时可小口饮用以补充水分,长时间运动导致饥饿时,可以少量补充一些糖水。

老年人要不做或少做过分用力的动作及幅度较大的弯腰、低头等动作。在做头颈部牵拉动作时要注意速度缓慢,动作轻柔。

做好以下几点,可以预防和及时应对运动中的低血糖:

(1)一定要在餐后运动,清晨空腹时不宜运动,因为清晨通常是人体一天中血糖最低的时间,空腹锻炼容易出现低血糖反应。

(2)不要在胰岛素或口服降糖药物作用最强的时候运动。

(3)注射胰岛素的部位尽量不参与剧烈活动,如大腿肌肉注射过胰岛素的老年患者就不宜进行踏步机的锻炼等。为预防低血糖,胰岛素的注射部位应避开运动肌群,以免加快该部位的胰岛素吸收,诱发低血糖。一般选择腹部注射为好。

(4)运动时携带易于吸收的碳水化合物,如葡萄糖凝胶、葡萄糖片、软饮料或葡萄干等,以备出现低血糖症状时食用。

(5)糖尿病患者应了解低血糖知识,运动过程中一旦出现头晕、心慌、出冷汗或者发抖等情况应立即停止运动,因为这时候很有可能是发生了低血糖症状,应该进食随身携带的糖块,就地休息,必要时拨电话求助。如果出现胸闷、胸痛、视力模糊等情况也应立即停止运动。

有条件的患者应该在运动前的30~60分钟调节糖分的摄入,如果运动时血糖<5.6mmol/L则应适当补充糖水或甜饮料。

3. 运动后

运动后不应立刻停止或就地坐下,应以降低运动强度的方式缓慢停止,如慢跑结束后可接着走数分钟再停止运动。

在运动缓慢停止、身体还微微出汗时,应该开始做全身肌肉的拉伸和放松。

建议尽早补充能量。运动结束后立刻服用一定浓度的含糖饮料,有助于恢复体能、减轻疲劳。

运动后仔细检查双脚有无红肿、青紫、水疱、血疱、感染等,如有上述情况,应及时处理或到医院就诊。

做好运动日记,以便观察疗效和不良反应,并将其反馈给医生,以便医生对降糖药、胰岛素以及运动处方进行调整。

4．其他

运动不要盲目跟风,要个体化,要找到适合自己的方式。

要注重坚持。运动可很好地减轻体重,但需要谨防反弹。长时间的有氧运动可以消耗脂肪,但如果仅靠这个来减肥,那么一旦停止运动,而饮食又保持不变,热量蓄积就很容易反弹。如果训练时加上一定的力量练习,在促进肌肉生长的同时促进脂肪的消耗,身体的代谢率就会增大,即身体每天都会多消耗一定的热量。所以除了长期坚持以外,还可适当进行每周 2 次左右的力量练习。

注意进行自我评估。一段时间后如果感觉比以前精神提高、体力增强、周身舒适、血糖下降,说明运动治疗收到了良好的效果,应继续锻炼。但如果感觉精神萎靡、疲乏无力加重、血糖不稳定甚至升高,则需要调整运动的方法、次数和强度或暂停运动治疗。

 问题 15：老年脑卒中患者肢体功能障碍的运动康复锻炼方法有哪些?

（1）关节活动度训练。患肢所有关节参照健侧做全范围的关节被动运动,循序渐进,动作要轻柔缓慢,直到主动运动恢复。每日 2 次,患肢每次每个关节活动 20 次,各关节活动总数为 100～200 次。先上肢后下肢,由大关节到小关节。关节运动的方式是屈曲、伸展、内收、外展、内旋、外旋,目的是使各个关节的肌肉、韧带和神经得到活动,防止关节僵硬。

（2）床上良肢位摆放。良姿体位的保持可以防止或对抗痉挛姿势的出现,保护关节及早期诱发分离运动。健侧卧位、患侧卧位、仰卧位交替变换,一般每 2 小时变换体位 1 次,同时对关节突出部位给予按摩,并根据患肢肌力的高低采用拍打、按压、轻轻牵拉、患肢负重、重心转移等方法,防止肌肉弛缓,抑制肌痉挛。

（3）肌力增强锻炼。针对残存肌力,从重力位开始到抗重力位,最后到抗阻力运动,进行增强肌力训练,方法是徒手或利用器械。

（4）肢体按摩。肢体按摩顺序可由近心端到远心端,以促进肢体功能恢复;亦可由远心端到近心端,以促进血液循环。按摩应缓慢进行,对瘫痪肌予以按摩揉捏,对拮抗肌予以轻柔推摩,使其放松。

（5）自我翻身锻炼。包括患侧翻身,健侧翻身,拱桥位练习。

（6）床上训练。继续桥式运动、床上转移、Bobath 握拳、膝关节控制、髋关节控制能力等。

（7）坐起与坐位平衡训练。患者从床上坐起,在家人或监护者帮助下实现床上独立坐位(长腿坐位或小腿悬于床边坐位)并训练坐位平衡,重心从患侧向健侧转移。

（8）坐站转移和站立平衡训练。在家人扶持下进行从坐位到站立的转移训练,并逐渐过渡到静态独立站立、动态站立位姿势调整以及单腿负重训练。

（9）步行训练。包括步行准备训练,如原地踏步、单腿支撑练习、扶持下步行等,可逐渐过渡到扶拐步行和独立步行。在步行训练中要强调重心控制和步行的对称性控制。

（10）上下台阶或楼梯训练。根据家庭环境需要选择采用,患肢负重能力和平地步行能力改善以后可进行该训练。按照健腿先上、患腿先下并利用扶手增加稳定性和安全性的原则进行训练。

（11）日常生活能力(ADL)训练。根据家庭环境和自我料理的需要进行拨算珠、搭积木等上肢协调性练习及穿脱衣服、梳头、洗漱、使用餐具、进食、大小便训练等。训练时应遵循个体化、力量、安全和循序渐进的原则,每次 45 分钟,每日 2 次。

（12）与辅助技术相结合进行训练。借助轮椅、助行器、步行训练器等进行行走锻炼。利用矫形器等进行肌力及关节活动度的强化训练。

（13）其他训练方法。如强制性运动疗法，即在日常生活中限制使用健侧上肢，强制性反复使用患侧上肢，以增加患肢使用的频率，避免习惯性弃用。其他还有针灸、穴位按摩、热敷、运动想象疗法等。

问题16：脑卒中肢体功能障碍的运动康复锻炼原则与注意事项有哪些？

（1）训练动作由简单到复杂、由易到难，训练时间由短到长逐渐延长，运动强度由低到高的循序渐进原则。

（2）训练要因人而异，患者应根据生活的环境进行调整，并在可能情况下进行家庭环境的改造，以更好地适应环境。

（3）家属必须给予患者心理支持，对其加强健康教育，让患者正确认识疾病、树立信心、缓解负性情绪。

（4）患者在锻炼过程中必须注意不适症状，如感觉头晕、心慌、胸闷等不适应即刻暂停训练，必要时及时就诊。

问题17：慢性阻塞性肺疾病（COPD）患者进行运动锻炼的注意事项有哪些？

1. 运动方式

慢性阻塞性肺疾病（COPD）患者在运动方式的选择上须考虑其基础健康水平、兴趣和可利用的运动资源，并且须在医护人员指导下掌握不同的运动方式。建议采用组合训练的方式。

（1）有氧训练和力量训练。有氧运动种类繁多，包括步行、健身跑、爬楼、骑自行车、游泳等。中国传统的运动方式如广泛流传的各种拳术、操法和练功法等，都属于此类运动。在有氧运动的同时结合部分力量训练，对改善肌肉体积和力量有很好的作用。对于不能耐受有氧运动的慢性阻塞性肺疾病（COPD）患者，也可以先进行局部小强度的肌肉力量训练。

（2）上下肢训练。下肢运动在每天的生活中是必不可少的，下肢训练的形式也是最丰富的，如平地步行、跑步、上下楼梯、功率自行车等。上肢训练安全,锻炼方法简单,不受场地限制,如举重物、扔球等。患者宜采取小负荷、多重复的方法练习,每次活动1~2分钟,休息2~3分钟后再练习。以上活动要求在每次用力时呼气、放松时吸气,这样可以减少血液对心肺的负荷,同时易于缓解或推迟气短、气急症状的出现。

（3）呼吸肌训练。呼吸肌训练是呼吸康复中的重要训练形式,训练的主要肌肉为膈肌,通常的方法有腹式呼吸、缩唇呼吸、呼吸肌负荷训练等,前两种方法针对性较强,简便易行,适合不同病情程度的患者。训练时患者勿勉强控制呼吸,以免引起不适。患者发展腹肌的练习不宜采取仰卧起坐的方法。在腹式呼吸练习的基础上,患者可以进行全身性的呼吸体操,即将呼吸和扩胸、弯腰、下蹲等动作结合在一起,按腹式呼吸的要点进行锻炼。

2. 运动时间和频率

以在上午晚些及下午早些时候进行运动锻炼为佳。有效的运动锻炼持续时间一般为6~12周,通常时间越长效果越好。运动频率通常为每周2~5次、每次20~30分钟,年纪较大的患者每周应当有不少于150分钟的中度训练运动。

3. 运动强度

中高强度的运动能减轻呼吸困难程度和疲劳感,但原则上应遵循个体化的原则。锻炼初始以患者能耐受、无不适感为度,先从低运动强度开始,然后逐渐增加锻炼时间及强度。若因病情所限,患者无法完成持续性的高强度训练,则可选择间断性练习,要求间断练习总和保持所要求的运动总量,以期达到需要的运动强度。

4. 其他

（1）患者可积极地参与种花、扫地等力所能及的家务,也可参与各种传统的体育锻炼、游泳和康复操等,其中气功、内养功、太极拳、太极剑是中国特有的运动方式。

（2）要求全身锻炼必须在掌握腹式呼吸的基础上进行。在进行活动时,要注意呼吸动作,用鼻吸气,用口呼气,多锻炼腹式呼吸。吸气与呼气时间之比可为1∶2或1∶3,即吸气的时间短些、呼气的时间长些。

(3)每次练习后必须产生轻度气促感,才能不断改善心肺功能。

(4)呼吸锻炼应在病情稳定时进行。若有急性感染或心肺功能衰竭则应暂停该锻炼。

(5)在运动中为增加训练疗效,可随身携带便携式氧疗系统,以提高锻炼的强度和时间。此外,运动训练时营养的补充也是至关重要的。

问题18:心衰患者进行运动锻炼时的注意事项有哪些?

运动锻炼前,心衰患者应在药物治疗达到最佳化时,先进行一系列的运动训练前测试,包括基础心电图、基础运动测试、最大耗氧量(VO_{2max})及短时间内最大运动量测试,再在专科医生指导下选择合适的运动方式、运动强度,制订个性化运动方案。

1. 运动方式

主要有有氧运动(耐力锻炼)、力量训练(阻力锻炼)和牵拉或拉伸训练。

2. 运动时间、频率

一般要求每次运动持续30~60分钟,其中包括5~10分钟的热身运动和整理运动,真正锻炼的时间为20~30分钟,至少达到15分钟,宜在饭后2~3小时或饭前1小时进行。以每周3~4次为宜。冠心病患者运动要避开高峰期,将运动时间安排在下午或晚上。高峰期是指早上6~9点,该时段为冠心病的高发期,因为经过一夜的睡眠,患者既没喝水又没活动,血液在血管里变得浓稠,血流速度过于缓慢,容易促使血栓的形成。

3. 运动强度

患者参加有氧代谢运动,必须从小运动量开始,遵循缓慢柔和的原则,逐步增加运动量,且运动强度不宜过大。可通过年龄预计方式确定运动强度:靶心率(次/min) = 170(180) - 年龄(岁)。其中常数170适用于病后恢复时间较短者,或病情有反复、体质较弱者。如果通过适量的运动或活动,患者心情舒畅,感到精力较前充沛,夜间睡眠好,无其他不适症状,说明运动量适度。若出现不适症状或睡眠差,表示运动或活动量偏大,需要调整。

4. 其他

对于病情稳定的心衰患者,在监测下进行适当运动强度的训练是安全的,不会造成心脏功能的进一步恶化。但慢性心衰的有氧运动缺乏标准方案,多提倡分为三期锻炼。一期间断运动锻炼。为期3周,每周5次,每次15分钟,因为在运动锻炼早期进行间断运动锻炼最安全有效。二期运动。心衰患者完成一期运动后,重新测定最大耗氧量,采用中等强度的运动计划,起始量为新的最大耗氧量的60%,且随着患者的耐受增强,时间延长到40分钟,这一阶段可持续4~8周,且仍在监测环境中进行。三期家庭运动计划。如果成功地完成了前两期运动锻炼,且没有出现任何负面事件,这时安全性已经建立,则可继续三期家庭运动计划。

必须将长期的训练计划贯彻到慢性心力衰竭的治疗中,且要在运动中加强监测、自我评估与反馈。

 问题19:关节炎等关节功能障碍患者如何选择合理的运动方式?

对于关节炎患者,合理的运动主要有游泳、骑车等不负重锻炼。游泳非常适合老年膝关节炎患者,如果条件允许,建议每周坚持游2~3次,每次不宜超过1小时,中速即可。如果患者的膝关节间隙不等宽,即一边关节有磨损一边关节正常,或两边磨损程度不同,则有些游泳动作也不宜做,比如蛙泳时夹腿的动作会加重对关节的损害,推荐自由泳,因为自由泳时双腿是直线拍打的。踩单车能很好地锻炼膝关节,因为双腿反复蹬直和弯曲能够运动到膝关节所有肌肉群,又能促进关节液的流动,同时不用承担体重负荷对关节的负面影响。建议每周运动1~2次,每次30分钟左右。

如果自身或客观条件不允许,可以坐在床上、沙发上进行膝关节的运动。方法是：卧位或坐位，慢慢伸直膝关节并保持一定时间，比如1分钟，待大腿前部感觉酸胀疲劳后放松，如此反复运动，每天3~5组，每组练习5~10次，体力允许的话可逐渐增加运动量。

此外，行走与慢跑等运动属于负重锻炼，适用于关节退变较轻和疼痛症状较轻者。爬山及上下台阶等运动，无疼痛症状者可少量适当练习，但切不可过量，因为过量可造成关节磨损，加重已有的关节疼痛。急性期关节肿胀疼痛明显者应减少活动，避免上下楼梯、爬山、爬坡运动，关节不稳定或关节内本体感觉下降的患者要避免快速行走。早期的髋股关节病患者可先不进行负重锻炼，待股四头肌肌力增强且疼痛症状消失后，再适当进行负重锻炼。如果已经痛得不能外出锻炼，也别忘记做一些柔软伸展运动，待病情稳定或通过服用一些镇痛药物缓解疼痛后，及早恢复锻炼并逐渐增加运动量。

问题20：关节功能障碍患者运动的指导原则是什么？

（1）循序渐进，长期坚持。

（2）运动量和运动方式因人而异，以不加重症状为原则。

（3）注意不同运动疗法的选择，并根据不同的病程和功能状态因人制宜，在治疗过程中不断调整。

问题21：如何对关节功能障碍患者进行关节活动度训练？

日常活动并不能取代关节活动范围锻炼。每天活动关节时尽量在各个方向上活动，并且要尽量使关节撑开到最大限度（以不导致关节明显疼痛为准）。当然，如果有关节疼痛、肿胀，则要在疼痛能够忍受的范围内轻柔运动。部分关节活动障碍明显的患者可适当给予被动运动、助力运动，再过渡到主动训练，运动范围逐渐增大到病情所允许的最大范围。每天在床上做伸屈运动，对病情也会有很大的帮助。可以在每天早晨醒来后和晚上入睡前有节奏地活动，先活动上肢，让肩、肘、腕、指关节内旋、外旋、上下左右伸曲，然后再按上述方法活动下肢，每次20~30分钟，直到身上微微出汗。长期坚持能延缓关节和韧带的衰老。

问题22：如何对关节功能障碍患者进行肌力训练？

强壮有力的肌肉可保持关节稳固，使活动变得更舒适。适当进行抗阻力量训练，可以增强肌肉力量。例如，仰卧抬腿训练可减少直立时体重对关节的不利影响，达到有效锻炼关节及肌肉强度的目的。

具体方法是：仰卧位，伸直下肢并抬至离床约30度，坚持10秒钟后缓慢放下，休息片刻再重复训练，每10~20次为1组，训练至肌肉有酸胀感为止。另外，可在踝部绑缚适量的沙袋进行练习，并随力量的增强逐渐增加沙袋的重量。

问题23：如何对关节功能障碍患者进行与运动相关的日常生活指导？

避开损伤关节的运动，避免久站、久蹲、久跪、穿高跟鞋和剧烈运动，防止患膝过伸、过屈及负重，使用弹力护膝加强关节稳定性，注意膝部保暖。在日常生活中，有些活动是无法避免的，如上下楼、下蹲等，但要避免关节受到反复的冲击或旋转。已经有骨关节病的老人要尽量减少登高运动和快走，上下楼时要借助扶手，下蹲时也应扶物借力，这样就可以有效减少膝关节和髌骨的受力及摩擦，减轻疼痛。打太极拳时，患膝关节炎的人不宜蹲马步。骑自行车代步是可取的，因为骑车时身体大部分重量压在坐垫上，膝关节受力相对较少，而且骑车可以保持关节的活动度，使关节周围肌肉的力量得以增强。

要想关节不再进一步损伤，关键在于给关节"减负"。特别是膝关节，由于本身受体重负荷的影响就较大，如果再进行跑、跳等超负荷运动，就容易造成关节的进一步损伤。中老年朋友自己可以通过观察运动后的反应去感知锻炼是否得当。如果运动之后有酸胀感，说明锻炼有效，继续适度运动可促进血液循环，酸胀感会消失得快。没有酸胀感的运动虽然愉悦身心，却达不到强筋健骨的目的。如果运动后原有疾病加重或出现新的疼痛点，往往是锻炼不得法的信号，应该减量或更换运动项目。

问题24：对老年高血压患者运动锻炼的健康教育内容包括哪些?

（1）明确运动对高血压的益处。运动是高血压治疗的重要方式之一。合理的运动可以帮助机体有效地控制血压,维持稳定的血压水平。因此,有高血压的老年人,在没有运动危险或禁忌证的情况下,应积极地、规律地运动。

（2）运动方式的选择。老年高血压患者在运动方式的选择上,须考虑其基础健康水平、兴趣和可利用的运动资源,如有氧锻炼(步行、游泳、骑自行车等)、力量训练(提货物、器械训练、俯卧撑等)、灵活性锻炼等。目前对老年高血压患者推荐较多的有健步走、慢跑、自行车、爬山、游泳、上下楼梯等运动,这些运动以改善心脏及代谢功能为目的;而一些放松型运动,诸如太极拳、散步、放松性体操、气功和保健按摩等,还可减轻精神和躯体的压力,消除疲劳。在运动过程中患者可选择多种运动锻炼项目,如慢跑、骑自行车、健身操、踢毽子等,并根据自己的喜好和不同情境予以组合变换,这样不仅可以达到比较全面的健康效应,还能避免单一的锻炼形式所带来的厌烦和乏味感。

（3）运动时间。高血压患者每次运动应控制在30～45分钟左右,初次参加者不应超过5～20分钟,以免发生肌肉损伤。如果时间有限,也可以累计完成30～45分钟。

（4）运动强度。可通过运动时的心率来反映运动强度。目前较为准确且被广泛应用于估计最大心率的年龄方程是(220 – 年龄)。目前推荐老年高血压的运动强度应达到60%～70%最大心率,有高血压的肥胖老人不能承受较强的运动负荷,适宜的运动强度为55%～70%最大心率。另一种计算方法则是运动时的适宜心率(次/min) = 170 – 年龄。如60岁的人,运动中的心率宜保持在每分钟110次。就每个个体而言,均应先以轻度运动量为主,然后逐渐增加运动量。由于大多数高血压患者是中老年人,他们中的多数人没有经常运动的习惯,因此更应循序渐进,量力而行。从自我感受来说,以运动者感到呼吸急促但仍然可以说话或不气喘为宜。

(5) 运动频率。高血压患者最好每天都能进行活动,养成规律,使之成为生活中的定式,切忌三天打鱼、两天晒网。如有难度,也应每周运动不少于 3 次。为体现规律,应尽可能两次运动间隔不超过 2 天。运动疗法的降压效果持续时间大约为 2～3 天,且其降压效果是可逆的,如果停止锻炼,已取得的降压效果将在 2 周内完全消失,因此,高血压病运动疗法必须持之以恒。

(6) 警惕危险。高血压患者,特别是中、重度患者,若运动不适量,可能造成与运动有关的严重心脑血管事件,甚至猝死。所以高血压患者的运动锻炼应掌握适应证,遵从医嘱,并加强医务监管和自我保护。高血压患者中,1 级高血压不影响患者的劳动力,仍可以参加日常工作,他们的锻炼可以有快走、跑步、骑自行车等。2 级高血压患者,如果无心脏、脑、肾脏并发症,仍可参加一般工作,散步、慢骑自行车、小区健身器材等中度锻炼即可。对于 3 级高血压患者,心、脑、肾等重要脏器已有损害,工作能力与体力活动均受到较大限制,为了不增加这些重要器官的负担,不宜做高强度的体力活动。对 2、3 级高血压患者,须避免竞争性体育活动。

(7) 在运动过程中如出现以下情况应马上停止运动,就地休息,采取平卧位,并请医生现场治疗或送医院就诊:

① 心率不正常,比平常运动时明显加快,心律不齐、心悸、扑动、心率快而后突然减慢等。

② 运动中或运动后即刻出现胸部、上臂或咽喉部疼痛或沉重感。

③ 特别眩晕或轻度头痛、意识紊乱,出冷汗或晕厥。

④ 严重气短。

⑤ 身体某一部分突然疼痛或麻木。

⑥ 一时性失明或失语。

(8) 其他注意事项。运动前注意换上宽松舒适的衣服及运动鞋。外出运动时,应携带高血压疾病卡,卡上应有本人的姓名、年龄、家庭住址、电话号码和所患疾病名称，以便发生意外时他人能帮助处理。应告诉家人活动的时间和地点，必要时家属陪同运动。

不要在饥饿状态或者饱腹后立即运动，应在休息半小时后开始运动。每天运动的时间以下午为宜，以避开体内肾上腺素和去甲肾上腺素的分泌高峰。

一般从小运动量开始，要循序渐进，量力而行，切忌用力过猛。不主张短时间内大运动量，因为运动量过大会使症状加重，引起头晕不适。激烈运动还可诱发心绞痛，甚至发生脑血管意外。

运动速度要适中。运动时不做长时间头低位动作，不跳跃、不快速旋转、不使劲憋气、不紧张用力。不选用等长肌肉运动项目，如举重等。

可能的条件下，在运动疗法开始后1个月、3个月和6个月分别进行心肺运动负荷试验，用前述指标进行评价，以决定和调整运动疗法。

贵在坚持，切忌间歇式锻炼。间歇式锻炼会使身体不适，不利于血压的恢复，只有长期坚持锻炼才能达到降压目的。

对于锻炼期间的药物治疗，建议不要轻易停止药物治疗，可以在咨询医生后根据医嘱进行用药调整。

遇有恶劣天气不能坚持运动锻炼时，老年高血压患者应学会一些在家也可进行的运动锻炼项目，如跳健身操、踢毽子、俯卧撑和爬楼梯等，还可以逛居家附近的商场或超市替代运动锻炼。

（王丽）

第五章　癌性老年人的护理

问题1：老年癌症患者应如何进行饮食管理？

（1）给患者创造一个优美的环境，营造良好的进餐气氛。保持室内空气新鲜，食物加工上注重色、香、味、形、清淡，并适当迁就患者的饮食习惯,为其创造良好的进餐心境。对味觉、嗅觉异常的患者,可适当增加调味品。此外,家属要尽可能多与患者一同进餐,使患者增加亲切感,激发其进食欲望。

（2）口干、咽痛、食管炎是头颈部或胸部"肿瘤"病人放疗时最常见的放射反应,是因放射线损伤了唾液腺及黏膜所引起。这时可选用清凉、无刺激性的饮食,避免坚硬、粗糙的食物。饭菜的温度不宜太热,肉要剁细,蔬菜或水果若无法咽下可以榨成汁饮用。口干、咽痛、食管炎严重者,可在饭前含服或吞咽少量的"利多卡因"溶液,然后再进食,"疼痛"会明显减轻。

（3）腹部放疗时,部分患者会出现"恶心"、"呕吐"症状。建议饮食宜清淡而少油腻,少食多餐,菜中可放少量姜汁以调味,尽量避免不新鲜或气味怪异的蛋白质食品。腹部放疗有时还会出现"腹胀"、"腹泻",此时宜食用易消化、清淡、少油腻的食物,如半流质饮食或少渣饮食,忌含纤维素多的食品及黏腻、寒凉食物。

（4）有些放疗患者会出现便秘症状,此时,应适当增加活动量,多食新鲜蔬菜、水果及其他富含纤维素的食物,如土豆、红薯、苹果、梨等。必要时可服中药麻仁丸。

（5）尿频、尿急、尿痛及血尿是放射性膀胱炎症状,常发生在膀胱癌、前列腺癌、子宫颈癌、直肠癌等盆腔肿瘤的放射治疗期间或放射治疗后。这时病人应多饮水,多排尿。另外,可加服适量小苏打,使尿液呈碱性。

（6）放疗可引起骨髓抑制,表现为白细胞和血小板下降等。为防止骨髓抑制引起血象下降,要注意加强营养,适当多食鸡、鸭、鱼、肉等,宜采用煮、炖、蒸等方法烹制食物。还可以选择含铁较多的食品,如动物的肝脏、腰子、心脏、蛋黄等;含铁较多的蔬菜有菠菜、番茄、芹菜等;水果可以吃李子、菠萝、桃、葡萄、红枣、杨梅、橙子、橘子等。

问题2：癌症患者的照顾者如何进行自我心理管理?

1. 减轻精神上的压力

（1）吸收正确的知识并采取开放的态度,如参加医疗讲座和研读正确的抗癌资料等。

(2) 知道自己的能力有限,消除不必要的罪恶感。

(3) 与患者坦诚相待,保持公开的沟通,并让真情坦然流露。

(4) 帮助患者自己做决定,并尊重他所做的决定。

2. 寻找帮助

(1) 请或让别人来帮助自己处理一些琐事,让自己有时间休息或做更重要的事。

(2) 参加癌症患者家属的互助座谈会,从其他家属或辅导员那里获得帮助,或交流自己的感受和心得。

(3) 必要时可以参加协谈或心理辅导。

3. 一些切实可行的建议

(1) 照顾你自己,如给自己留些时间做自己平日喜欢做的事。

(2) 做一些放松身心的活动,如祷告和默想、健身运动、散步、看幽默或悲伤的电影来疏导情绪。

(3) 重新调整自己生活上的优先顺序,让自己和患者的计划或期望有些弹性。

(4) 设立一些合理且可完成的目标。因为完成这些目标会收获成就感,也不会觉得无助或无望。

(5) 注意其他家人的感受,尤其是年长的父母和年幼的儿女。

(6) 容许合宜地表达自己及家人心中的忧伤和愤怒。

(7) 当老人的癌症进入末期时,帮助患者完成其心愿并做心理准备。

(8) 借助信仰,扩展心灵的领域并锻炼意志力和信心。

(9) 当老人面临人生终点时,在盼望中互相安慰。

(李惠玲、陈诗)

第二篇

常见老年疾病的护理

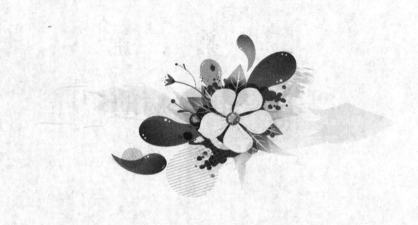

第一章 外科疾病的护理

 问题 1：什么是骨关节炎？

骨关节炎是一种慢性关节疾患，又称退行性关节炎、骨关节病、创伤性关节炎、增生性关节炎、老年性关节炎，其主要特征是关节软骨和骨质的退行性变和骨质增生。

 问题 2：骨关节炎的病因是什么？

1. 原发性骨关节炎

该病症与年龄及慢性损伤有关，一般发生在中年以上人群。随着年龄的增长，包括关节软骨在内的结缔组织发生不同程度的退行性变，加之长期轻微损伤，如慢性劳损和长期活动造成的磨损，均可引发骨性关节炎。

2. 继发性骨关节炎

即由创伤等明显原因引起的骨性关节炎。引发该病症的常见原因有：

（1）创伤：关节面骨折整复不良半月板损伤引起的创伤性关节炎。

（2）发育性畸形：髋关节发育不良、膝外翻、马蹄足内翻等。

（3）感染：结核、化脓性关节炎。

（4）代谢性疾病：痛风。

（5）出血性疾病：血友病等。

 问题 3：骨关节炎的 X 线表现是什么？

关节间隙狭窄或不对称；软骨下骨硬化改变；边缘骨赘形成；关节面不规则；关节内游离体形成；关节周围骨质疏松；其他如

关节畸形改变、半脱位等。

问题4：常见骨关节炎有哪些？骨关节炎有何临床表现？

常见骨关节炎有髋关节骨性关节炎、膝关节骨性关节炎、手部骨性关节炎。

骨关节炎的临床表现为病变关节疼痛、肿胀、僵硬、畸形和功能障碍。

问题5：骨关节炎的治疗方法有哪些？

1. 非手术治疗

（1）调整运动方式、止痛和体重控制，与患者沟通，帮助其找出骨关节炎加重的原因，调整运动和生活方式减轻疼痛、恢复功能，增加患者的活动能力。适当锻炼，减少负重，使用手杖等减轻关节的负荷。

（2）物理治疗如热疗、超声波等，有助于减轻关节发僵和缓解疼痛。

（3）药物治疗如使用镇痛药物，可减轻疼痛。关节腔内注射黏弹性补充剂，如透明质酸钠等，可起到缓解症状、改善关节功能和控制滑膜炎症的效果。须严格无菌操作，以避免感染。

2. 手术治疗

对骨关节炎症状严重者，如果非手术治疗无效可采取手术治疗。

（1）关节镜下手术：如关节冲洗清理术。

（2）截骨术：通过改变关节力线来改善症状，适用于骨关节炎早期病人。

（3）关节置换术：适用于严重关节炎者，一般为年龄大于60岁的病人。目的是消除疼痛，恢复关节功能和矫正畸形，从而提高病人的生活质量。

问题6：骨关节炎患者应如何保护自己的关节？

（1）制定功能锻炼计划并坚持锻炼，学习包括关节、肌力、步态和拐杖等支具的使用。

（2）养成良好的学习和工作习惯，保持正确的姿势，避免受损关节症状加重。

（3）调节饮食，避免体重过重。防止过度疲劳，尽量戒烟、戒酒。

（4）注意保护关节，减少疼痛的发作。注意天气变化，避免潮湿受凉。

（5）注意心理调节，减轻心理负担，积极配合治疗和护理。

问题7：常见的脊柱退行性疾病有哪些？

脊柱退行性疾病包括颈椎间盘突出症、颈椎病、颈椎管狭窄症、腰椎间盘突出症、腰椎管狭窄症、腰椎滑脱症等。

问题8：脊柱退行性疾病的临床表现和体征分别是什么？

1. 颈椎间盘突出症

本病多为急性发病，少数病例亦可慢性发病。初起，大多起于轻微劳损，甚至睡醒时伸懒腰而发病；或是见于外伤情况下。其临床表现主要视受压迫的组织而定。根据影像学上突出位置的不同，本病可分为中央型、侧方型及旁中央型三种类型。

（1）中央型以颈髓受压为主要表现。因脊髓受压，可出现四肢不完全性或完全性瘫痪以及大小便异常；与此同时，四肢腱反射呈现亢进。病理反射征可显示阳性，并按突出平面不同而出现感觉减退或消失。

（2）侧方型以根性痛为主。主要症状为颈痛、活动受限，犹如落枕，疼痛可放射至肩部或枕部；一侧上肢有疼痛和麻木感。在发作间歇期，患者可以毫无症状。查体时发现头颈部常处于僵直位，活动受限。下颈椎棘突及肩胛部可有压痛。如头向后并侧向患侧，头顶加压即可引起颈肩痛，并向手部放射。牵拉患侧上肢可引起疼痛。感觉障碍因椎间盘突出平面不同而表现各异。

（3）旁中央型除有侧方型症状和体征外，尚有不同程度单侧脊髓受压症状,即 Brown-Sequad 综合征,又称脊髓半侧损害综合征。表现为受损部位以下的对侧痛、温觉消失,病侧受损平面以下的中枢性瘫痪及深部感觉障碍和同侧脊髓后根症状(末梢性麻痹、与病变脊髓分节相应的皮肤区域知觉消失)。常因发生剧烈的根性疼痛而掩盖了脊髓压迫症。

2. 颈椎病

颈椎病又称颈椎综合征,是颈椎骨关节炎、增生性颈椎炎、颈神经根综合征、颈椎间盘脱出症的总称,是一种以退行性病理改变为基础的疾患。主要病因是颈椎长期劳损、骨质增生,或椎间盘脱出、韧带增厚,致使颈椎脊髓、神经根或椎动脉受压,由此而出现一系列功能障碍。临床上主要有神经根型颈椎病、脊髓型颈椎病、椎动脉型颈椎病、交感神经型颈椎病。

(1) 神经根型颈椎病。主要表现为颈肩痛,僵硬向上肢放射;皮肤感觉异常(麻木、过敏),伴有肌力下降、手指动作不灵活;颈肩部压痛,活动受限;上肢牵拉试验(+)压头试验(+)。

(2) 脊髓型颈椎病。主要表现为手足或肢体麻木无力,精细活动失调,行走不稳、肌力减退,腹部反射、提睾反射、肛门反射减弱或消失;颈部无压痛、活动受限;上肢牵拉试验和压头试验(-)。

(3) 椎动脉型颈椎病。以眩晕为主要症状;发作性胀痛,以枕部、顶部为主;视觉障碍;猝倒是特有症状;颈部压痛,压头试验(+)。

(4) 交感神经型颈椎病。表现为视物模糊、畏光、流泪、眼球发胀、眼睑下垂;偏头痛、头晕;耳鸣、听力下降、面部发麻;体表无汗或多汗;心动过速或心动过缓、心前区疼痛、血压增高。

3. 颈椎管狭窄症

构成颈椎管各解剖结构因发育性或退变因素造成骨性或纤维性退变引起一个或多个平面管腔狭窄,导致脊髓血液循环障碍、脊髓及神经根压迫症者为颈椎管狭窄症。多见于中老年人,好发部位为下颈椎,以颈4~6节段最多见,发病缓慢。

颈椎管狭窄症的主要症状表现为:

(1) 感觉障碍。大多数老年患者主要表现为四肢麻木、过敏或疼痛,且为始发症状。主要是脊髓丘脑束及其他感觉神经纤维束受累所致。四肢可同时发病,也可以一侧肢体先出现症状,但大多数患者感觉障碍先从上肢开始,尤以手臂部多发。躯干部症状有第二肋或第四肋以下感觉障碍,胸、腹或骨盆区发紧,又称为"束带感",严重者可出现呼吸困难。

(2) 运动障碍。多在感觉障碍之后出现,表现为四肢无力、僵硬不灵活。大多数患者从下肢无力、沉重、脚落地似踩棉花感开始,重者站立行走不稳,易跪地,需扶墙或拄双拐行走,随着症状的逐渐加重出现四肢瘫痪。

(3) 大小便障碍。一般出现较晚。早期为大小便无力,以尿频、尿急及便秘为多见,晚期可出现尿潴留、大小便失禁。

(4) 体征。颈棘突或其旁肌肉可有轻压痛。浅反射如腹壁反射、提睾反射多减弱或消失。深感觉如位置觉、振动觉仍存在。肛门反射常存在,腱反射多明显活跃或亢进,Hoffmann征单侧或双侧阳性,这是颈6以上脊髓受压的重要体征。下肢肌肉痉挛侧可出现 Babinski 征阳性,髌、踝阵挛阳性。四肢肌肉萎缩、肌力减退,肌张力增高。

4. 腰椎间盘突出症

腰椎间盘突出症是较为常见的疾患之一,主要病因是腰椎间盘各部分(髓核、纤维环及软骨板)尤其是髓核有不同程度的退行性改变后,在外力因素的作用下,椎间盘的纤维环破裂,髓核组织从破裂之处突出(或脱出)于后方或椎管内,导致相邻脊神经根遭受刺激或压迫,由此而产生腰部疼痛,一侧下肢或双下肢麻木、疼痛等一系列临床症状。腰椎间盘突出症以腰4~5、腰5~骶1发病率为最高,约占95%。

腰椎间盘突出症的临床表现主要有:

(1) 腰痛是最早出现的症状,疼痛范围主要在下腰部及腰骶部。

（2）下肢放射痛，即从下腰部向臀部、大腿后方、小腿外侧直到足部的放射痛。

（3）间歇性跛行，即随行走距离的增加出现跛行症状，休息可缓解，再行走则症状再次出现。

（4）马尾神经受压，大小便障碍，鞍区感觉异常。

腰椎间盘突出症患者的体征主要为：

（1）腰椎侧凸。

（2）腰部活动受限。

（3）压痛及骶棘肌痉挛。

（4）直腿抬高试验及加强试验阳性。

（5）神经系统表现为感觉异常、肌力下降、反射异常。

5. 腰椎管狭窄症

腰椎管狭窄症是指多种原因引起椎管各径线缩短，压迫硬膜囊，脊髓或神经根，从而导致相应神经功能障碍的一类疾病。多发于40岁以上的中年和老年人。

临床表现有：长期腰骶部痛、腿痛，双下肢渐进性无力、麻木，间歇性跛性，行走困难。其中麻木可由脚部逐渐向上发展到小腿、大腿及腰骶部，腹部出现束带感，严重时出现大小便异常、截瘫等。另外，过伸试验阳性是诊断椎管狭窄症的重要体征。

6. 腰椎滑脱症

腰椎峡部崩裂以后，椎弓分为两部分，上部为上关节突、横突、椎弓根、椎体，仍与上方的脊柱保持正常联系；下部为下关节突、椎板、棘突，与下方的骶椎保持联系。两部之间失去骨性联结，上部因失去限制而向前移位，表现为椎体在下方椎体上向前滑移，称为腰椎滑脱。

早期腰椎滑脱症患者不一定有症状，部分患者有下腰部酸痛，其程度大多较轻，往往在劳累以后加剧，也可是轻度外伤所致。适当休息或服止痛药以后多有好转，之后则可呈持续性，严重者影响正常生活,休息也不能缓解。疼痛可同时向骶尾部、臀部或大腿后方放射。体检时仅在棘突、棘间或棘突旁略有压痛。腰部活动可无限制或略受限。

问题9：如何治疗脊柱退行性疾病？

脊柱退行性疾病的治疗总结起来包括四大类：传统保守治疗,镇痛治疗,微创介入治疗,开放手术治疗。

1. 保守疗法

目的在于使突出的椎间盘部分还纳和受刺激的神经根的炎性水肿加速消退,从而减轻或解除神经根的压迫,使疼痛减轻或消退。

2. 镇痛治疗

这一疗法的理论基础在于正常脊神经根受机械压迫可能引起麻木及感觉丧失或运动减弱,但并不引起疼痛,而无菌性炎症反应才是引起患者脊神经根性疼痛的主要原因,通过局部神经阻滞治疗可阻断痛觉神经的传导通路,改善局部血液循环,消除炎性反应,松解粘连组织,有利于髓核回纳复位。

3. 微创介入治疗

方法包括三氧、射频、内窥镜以及显微镜技术等,可达到缓解椎间盘或骨质增生对神经压迫的目的。

4. 开放手术治疗

包括减压、内固定和融合。

问题10：脊柱退行性疾病患者日常有哪些注意事项？

（1）保持正确的卧、坐、立、行和劳动姿势,减少急性或慢性损伤发生的机会。

（2）纠正不良习惯。如长时间打麻将、看电视、玩电脑,尤其是躺在床上或侧卧在沙发上看电视,使颈腰部长时间处于屈曲状态,可引起颈腰部软组织劳损。

（3）戒烟、避开化学污染。烟中的尼古丁等有害物质可导致毛细血管的痉挛,造成椎体血管供血降低,使椎间盘与上下椎体连接的软骨终板钙化,椎间盘的有氧供应下降,废物增多,最终使椎间盘代谢改变,发生退变,引发椎间盘突出或加重颈椎病。

（4）老年人不宜穿后跟太高的鞋,以免使骨盆前倾,增加腰部的劳累,需要长期站立、行走的老人尽量不穿此类鞋。

（5）避免外来伤害,外伤可直接或间接损伤颈部组织,从而造成急慢性颈部疾病,危害严重,在该部位损伤后要及时使用颈托、腰围等进行保护。

（6）避免风寒潮湿,保持大便通畅,平时注意饮食搭配,保持合理体重。

问题11：老年髋部骨折有哪几种？

常见的老年髋部骨折有股骨颈骨折、股骨粗隆间骨折、髋臼骨折和股骨粗隆下骨折。

问题12：老年髋部骨折的病因是什么？

骨质疏松症是引发老年髋部骨折重要原因之一,而跌倒是导致老人髋部骨折发生的最直接原因,每年超过90％的老年髋部骨折的发生与跌倒有关。

问题13：老年髋部骨折的临床表现有哪些？

（1）有移位的骨折均表现为髋部疼痛,不能站立行走,患肢功能活动受限,动则疼痛,脚尖往往向外倒即患肢外旋、患侧肢体短缩,髋前方有按压痛,叩击髋部及足跟时均可有疼痛加重感。

（2）无错位的嵌插型骨折或无移位骨折,往往症状轻微,患肢无畸形,只是在腹股沟即大腿根部或膝部有些疼痛,一般仍可行走,仔细检查可发现髋关节活动范围减小,被动活动时出现防御性肌肉痉挛。

问题14：如何治疗老年髋部骨折？

老年髋部骨折的治疗主要分为非手术治疗与手术治疗。治疗方案的选择取决于患者的年龄、全身状态、合并疾病的情况、受伤以前患者下肢的功能状态以及骨折的形态等。

1. 非手术治疗

主要适合全身状态较差、患有心肺等主要器官疾病不能耐受手术的老人,或者受伤以前已经不能站立、行走乃至生活不能自理的老人。方法包括卧床休息、患肢持续皮牵引或骨牵引、穿"丁"字鞋等,一般需 8~12 周时间;同时针对并发症和伴随的老年疾病进行治疗,并积极治疗骨质疏松,加强护理与康复。定期拍片复查骨折愈合情况,以决定何时终止牵引和下床活动。

2. 手术治疗

凡无手术禁忌的老年髋部骨折首选手术治疗。虽然手术治疗有一定的风险,但大量临床资料统计显示,非手术治疗病死率更高。手术治疗的目的是缩短卧床时间,尽早恢复患肢活动,降低死亡率,减少其他并发症的发生。

 问题 15:如何预防老年髋部骨折?

高龄病人往往合并多种内科疾病,如冠心病、高血压、糖尿病及脑血管病等,甚至还有肺心病或肺气肿等疾病,血液黏稠度高,一旦骨折就需要较长时间的卧床,卧床后并发症如坠积性肺炎、褥疮、深静脉血栓(DVT)及泌尿系统感染等就会接踵而来,这些并发症是引发老年髋部骨折患者死亡的主要原因之一,因此做好预防是十分必要的,除防治骨质疏松之外,还要努力做到"三安全"。

1. 居住安全

去掉或固定好小地毯,避免跌倒;房间光线好;电线、电话线、有线电视线、绳索等远离走道;备有床头灯或手电筒;浴室装扶手,地面防滑,可放置防滑垫;注意避开地面物品;调整座椅和床的高度,适合患者起坐。

2. 个人安全

上下楼梯用扶手,避免服用影响平衡的药物(如镇静安眠药、抗敏药),夜间外出不要在昏暗处或有积水的路面行走,穿合脚的鞋,不穿高跟鞋、拖鞋外出,雨雪天尽量减少出门,行走时注意脚下。

3. 日常安全

把常用物品放在易拿易放之处,避免攀高取物,不要搬举重物,需要拿取或抬高物体时请人帮助。

问题16:什么是腹外疝?

人体内某个脏器或组织离开其正常解剖位置,通过先天或后天形成的薄弱点、缺损或孔隙进入另一部位,称为疝,多发生于腹部。腹部疝以腹外疝为多见,腹外疝是由腹腔内某一器官或组织连同壁腹膜,经腹壁薄弱点或孔隙向体表突出所形成,其中以腹股沟疝发生率最高,占90%以上,较常见的腹外疝还有股疝、切口疝、脐疝、白线疝和造口旁疝等。

问题17:腹外疝的病因有哪些?

(1)解剖现象。如精索穿过腹股沟管、股动静脉穿过股管区腹外疝的发生与该处腹壁强度降低和腹内压增加两大因素有关。

(2)腹壁强度减弱。属于解剖结构原因,是疝发生的基础,有先天性和后天性两种情况。先天性的如腹膜鞘状突未闭、脐环闭锁不全、腹壁白线缺损等,有些正常的也可造成该处腹壁强度减弱;后天性原因有手术切口、引流口愈合不良、外伤、炎症、感染,肥胖者过多的脂肪浸润,老龄的肌肉退化萎缩等。

(3)腹内压增加。这是一种诱发因素,原因有很多,如慢性咳嗽(如吸烟者和老年人支气管炎)、慢性便秘、晚期妊娠、腹水、排尿困难(前列腺肥大、包茎)、婴儿经常号哭、举重、经常呕吐以及腹内肿瘤等。

问题18:腹外疝的病理类型有哪些?

根据疝的可复程度和血供情况,分为以下几种类型。

(1)易复性疝:亦称单纯性疝,最常见。在腹外疝早期,腹内容物仅在病人站立、行走、奔跑、劳动以及咳嗽、排便等一时性腹内压骤然升高时突出;而在平卧时自然地或用手轻推即可回纳入腹腔。

（2）难复性疝:疝内容物不能完全回入腹腔但并不引起严重症状的,称为难复性疝。

（3）嵌顿性疝:疝环较小而腹内压骤增时,疝内容物可强行扩张囊颈而进入疝囊,随后因囊颈的弹性回缩将内容物卡住,使其不能回纳,称为嵌顿性疝。发生嵌顿时,突出的疝块有剧烈疼痛,张力高,并有压痛;如疝内容物为肠管,则有急性机械性肠梗阻的临床表现。

（4）绞窄性疝:肠内容物不能回纳,合并严重血运障碍,称为绞窄性疝,是嵌顿性疝病理过程的延续。病人可出现腹痛、腹胀等肠梗阻症状和体征。

问题19:如何治疗腹外疝?

（1）寻找与治疗发病诱因。

（2）对于老年和巨大的腹股沟斜疝,进行手术并必须加强腹股沟管后壁的修复,将精索移位至皮下。

（3）对于嵌顿性或绞窄性疝,应立即手术,但如在术前用药或麻醉后自行复位,则应严密观察24小时,根据病情决定手术时间。

问题20:老年人在日常生活中如何预防腹外疝?

（1）积极治疗各种引起腹内压增高的疾病,如慢性咳嗽、便秘、前列腺肥大等。

（2）重体力劳动者应注意特别保护。

（3）各种腹部手术后应注意预防感冒、咳嗽及呕吐等。

（4）积极锻炼身体,以增强腹肌的保护力。

问题21:胆囊炎和胆石症的病因是什么?

胆囊炎是发生在胆囊的细菌性和(或)化学性炎症。急性胆囊炎的病因结石阻塞或嵌顿于胆管或胆囊颈,导致胆汁淤积,胆汁酸刺激胆囊黏膜引起水肿、炎症甚至坏死,结石也可直接损伤胆囊黏膜引起炎症;95%的急性胆囊炎病人合并胆囊结石。慢性胆囊炎大多继发于急性胆囊炎,是急性胆囊炎反复发作的结果。

胆石症是指在胆囊和胆管发生结石。病因主要与胆道感染、代谢异常、致石基因等有关。

问题22:老年人胆石症的发病特点是什么?

老年病人因反应迟钝、生理功能低下、机体反应能力差,所以胆石症的临床表现常不典型,多腹痛不剧烈,常无绞痛,甚至仅仅主诉上腹部不适,部分老年病人出现严重胆道感染时亦无寒战、高热,少数甚至体温不升高,当体温在36℃以下时,提示预后不佳。部分患者的疼痛起于左上腹或上腹部,后转移至右上腹部,类似于阑尾炎的病情进展。亦有胆石症病人仅表现为轻度上腹不适,伴反酸、嗳气等胃炎症状。

问题23:常见胆石症有哪些?

常见胆石症有胆囊结石,肝内、肝外胆管结石。

问题24:急性胆囊炎和胆石症的临床表现是什么?

1. 急性胆囊炎的临床表现

(1)多数急性胆囊炎病人在发作时有右上腹或中上腹部疼痛,可向右肩胛下区放射,常为持续性胀痛,少数病人仅有腹胀或右上腹不适,如伴梗阻可有阵发性绞痛。

(2)病人有恶心、呕吐等症状,严重者可呕出胆汁。

(3)急性胆囊炎发作时可有发热、寒战等症状,严重时出现黄疸。

2. 胆结石的主要症状

(1)反复发作的右上腹、剑突下隐痛、胀痛或右背部不适,可伴恶心呕吐、反酸等,常被误诊为胃病。

（2）有消化不良症状，进食油腻食物后症状明显。

（3）可有或无胆绞痛史，表现为右上腹绞痛发作，放射至右肩背部，持续数分钟至数小时。

（4）也可无任何症状，仅在B超检查时发现。

问题25：胆囊炎为什么老是在夜间发作？

主要有两个原因：一个原因是当我们站立或坐着时，胆囊底朝下，结石就会沉在底部。而夜间睡眠时，患者仰卧或左侧卧，胆囊底便会朝上，结石由于重力关系就很容易滚到胆囊颈部卡住，使胆汁排不出来从而影响胆囊的收缩，由此引起一阵阵的疼痛。因此患者向右侧卧可能会好一些。另一个原因是，若夜晚饱餐了高脂食物，胆道系统本身炎症或结石造成胆道不通畅，但为了消化进入体内的高脂食物，胆囊需增加收缩、排出更多胆汁，而此时胆道又受阻，由此导致夜间疼痛使患者彻夜难眠。

问题26：什么是骨质疏松症？它有哪些特征？

骨质疏松症是一种以骨量低下、骨微结构破坏而导致骨脆性增加、易发生骨折为特征的全身性骨病。

该病发生于不同性别和任何年龄，但多见于绝经后妇女和老年男性。

骨质疏松症分为原发性和继发性两大类。原发性骨质疏松症又分为绝经后骨质疏松症（Ⅰ型）、老年性骨质疏松症（Ⅱ型）和特发性骨质疏松症（包括青少年型）3种。绝经后骨质疏松症一般发生在妇女绝经后5～10年内；老年性骨质疏松症一般指老人70岁后发生的骨质疏松症；继发性骨质疏松症是指由任何影响骨代谢的疾病或药物所致的骨质疏松症；而特发性骨质疏松症主要发生在青少年时期，病因尚不明。

骨质疏松症是一种退化性疾病，随着年龄的增长，患病风险逐渐增加。随着人类寿命的延长和社会老年化的到来，骨质疏松症已成为人类重要的健康问题。目前中国60岁以上人口约有1.73

亿,是世界上老年人口绝对数量最多的国家。按调查估算,全国2006年50岁以上的人口中约有6944万人患骨质疏松症,约2.1亿人存在低骨量。估计未来几十年中国人的髋部骨折率还会明显增长。女性一生发生骨质疏松症性骨折的危险性(40%)高于乳腺癌、子宫内膜癌、卵巢癌发病率的总和。

疼痛、脊柱变形和发生脆性骨折是骨质疏松症最典型的临床表现。但许多骨质疏松症患者早期并无明显的症状,往往在骨折发生后经X线或骨密度检查才发现有骨质疏松症。

问题27:骨质疏松症主要由哪些危险因素造成?

骨质疏松症的致病因素很多,主要分为固有因素和非固有因素两类。

(1)固有因素:人种(白种人和黄种人患骨质疏松症的危险高于黑人)、老龄、女性绝经、母系家族史。

(2)非固有因素:低体重、性激素低下、吸烟、过度饮酒、饮过多咖啡、体力活动缺乏、饮食中营养失衡、蛋白质过多或不足、高钠饮食、钙和(或)维生素D缺乏(光照少或摄入少)、有影响骨代谢的疾病和应用影响骨代谢药物。

问题28:骨质疏松症有哪些评估办法?

本书推荐国际骨质疏松症基金会(IOM)骨质疏松症1分钟测试题作为评估参考,具体如下:

(1)您是否曾经因为轻微的碰撞或者跌倒就会伤到自己的骨骼?

(2)您父母有没有过轻微碰撞或跌倒就发生髋部骨折?

(3)您是否经常连续3个月以上服用可的松、强的松等激素类药物?

(4)您的身高是否比年轻时降低了3cm以上?

(5)您经常大量饮酒吗?

(6)您每天吸烟超过20支吗?

(7)您经常腹泻吗(消化道疾病或肠炎引起)?

(8)女士回答:您是否在45岁以前就绝经了?

(9)女士回答:您是否曾经有过连续12个月以上没有月经(除了怀孕期间)?

(10)男士回答:您是否有过阳痿或性欲缺乏这些症状?

只要其中有一题回答结果"是",即为阳性。

● 亚洲人骨质疏松症自我筛查工具:OSTA指数=(体重－年龄)×0.2

风险级别	OSTA指数
低	>-1
中	-1~-4
高	<-4

 问题29:老年人在生活中有哪些基础措施可以预防骨质疏松症?

1. 调整生活方式

(1)选择富含钙、低盐和适量蛋白质的均衡饮食。

(2)适当的户外活动和日照有助于骨健康的体育锻炼和康复治疗。

(3)避免嗜烟、酗酒,慎用影响骨代谢的药物。

(4)采取防止跌倒的各种措施,注意是否有增加跌倒可能的疾病和药物。

(5)加强自身和居住环境的保护措施(各种关节保护器)等。

2. 骨健康基本补充剂

(1)钙剂:中国营养协会指定成人每日钙摄入推荐量为800mg(元素钙)。

(2)理想骨峰值维护骨骼健康的适宜剂量,如果饮食中钙供给不足可选用钙剂补充;绝经后妇女和老年人每日钙摄入推荐量为1000mg。目前的膳食营养调查显示,中国老年人平均每日从饮食中获得的钙只有400mg,故平均每日应补充钙剂约500~600mg。钙摄入可减缓骨的丢失,改善骨矿化。用于治疗骨质疏松症时,应与其他药物联合应用。目前尚无充分的证据表明单纯补钙可替代其他抗骨质疏松症的药物治疗。选择钙剂要考虑其有效性和安全性。

（3）维生素D：促进钙的吸收,对骨骼健康、维持肌力、改善身体稳定性、降低骨折风险有益。

问题30: 老年人符合什么指标要进行骨密度的测定?

（1）女性65岁以上和男性70岁以上,无论是否有其他骨质疏松症危险因素者。

（2）女性65岁以下和男性70岁以下,有一个或多个骨质疏松症危险因素者。

（3）有脆性骨折史或和脆性骨折家族史的男性和女性成年人。

（4）各种原因引起的性激素水平低下的男性和女性老年人。

（5）X线摄片诊断已有骨质疏松症改变者。

（6）骨质疏松症治疗和进行疗效监测者。

（7）有影响骨代谢疾病或使用影响骨代谢药物史者。

（8）IOM 1分钟测试题回答结果为阳性者。

（9）OSTA 结果≤-1。

问题31: 老年人在生活中常见的补钙误区有哪些?

现在很多人都在努力补钙,但是,有些看似很有道理的补钙方法其实是不科学的。

很多老人经常通过补钙品补钙,可对于在膳食中该如何促进钙的吸收却不是很清楚,而且稍不注意就有可能陷入误区,从而妨碍了钙的吸收。以下是常见的一些补钙误区：

误区1 以为吃牛肉有利于骨骼强壮

不少人认为欧美人骨骼强壮是因为吃牛肉。事实上,很多大量吃牛肉的人正是钙缺乏相当严重的人。这是因为牛肉本身含钙量极低——所有的肉类都是这样。同时,肉含有大量的"成酸性元素",其成分主要是磷、硫和氯,它们让人体血液趋向酸性,人体不得不用食物和骨骼中的钙离子来中和成酸性元素,由此增加了体内钙元素的流失,减少了钙的吸收。所以,缺钙的老年人应适当控制肉类的摄入量,不论是红肉还是白肉。

误区2 以为蔬菜与骨骼健康无关

不少老人偏爱动物食品,却很少注意补充蔬菜,以为蔬菜只有些膳食纤维和维生素,与骨骼健康无关。实际上,蔬菜不仅含有丰富的钾、镁元素,可帮助人体维持酸碱平衡、减少钙的流失,其本身也含有一定量的钙。

绿叶蔬菜大多是钙的中等来源,如小油菜、小白菜、芥蓝、芹菜等,它们都是不可忽视的补钙蔬菜。

误区3 以为水果代餐有利于骨骼健康

很多减肥女性认为只要吃水果就可以得到足够的蛋白质和维生素,所以经常用水果代替一餐饭。

实际上,水果虽然是有益于人体酸碱平衡的食品,却不是钙最好的来源,而且缺乏蛋白质。骨骼的形成需要大量的钙,也需要胶原蛋白作为钙沉积的骨架。如果用水果代替三餐,钙和蛋白质的摄入量就会严重不足,反而会促进骨质疏松症的发生。

误区4 以为喝饮料与补钙无关

有些饮料中含有磷酸盐,而磷酸盐会妨碍钙的吸收,促进钙的流失。实验表明,如果把人的牙齿和骨泡在磷酸盐饮料中,它们就会慢慢地溶解!况且饮料中的精制糖也不利于钙的吸收。因此,凡是需要补钙的人,都要严格控制甜饮料的饮用。

茶水中含有丰富的钾离子,其含磷量也低,还含有促进骨骼、牙齿坚固的氟元素,因而适当饮茶对骨骼健康有益无害。

误区 5　以为喝了骨头汤就不会缺钙

煲汤时,骨头里面的钙不会轻易溶出来。有实验证明,在用高压锅蒸煮两小时之后,骨髓里面的脂肪纷纷浮出水面,但汤里面的钙含量仍是微乎其微。

误区 6　用内酯豆腐来补钙,相信豆浆是高钙食品

的确,豆腐是食物中最好的补钙食品。大豆本身含有不少钙,凝固豆腐的时候还要加入含钙的凝固剂,所以不喝牛奶的人大多会有意识地多吃豆腐。

其实,内酯豆腐并不是钙的好来源,因为在制作内酯豆腐时并没有添加含钙凝固剂,而是使用葡萄糖内酯作为凝固剂的。而且,内酯豆腐水分太多,蛋白质和钙的含量都很低。除了内酯豆腐,所谓的"日本豆腐"也并没有很好的补钙作用。

从含钙量来说,豆浆远远比不上牛奶。这是因为,大豆本身含钙量虽然不算低,但加水磨成豆浆以后含钙量就被稀释得很低了,喝一杯豆浆不过相当于吃了十几粒豆子,其中的钙含量并不高。

豆浆对骨骼真正的好处在于,它可以提供植物雌激素,减少更年期妇女的钙流失。

误区 7　以为喝牛奶对补钙没有帮助

有人宣称,牛奶中含有大量蛋白质,会让人的体质偏酸而促进钙的流失,实际上这话并不完全正确。真实的情况是,牛奶中的蛋白质含量仅有3%而已,水分含量却高达87%,每250克牛奶中含有250毫克以上的钙,有丰富的钾和镁,还含有能促进人体钙吸收的维生素D、乳酸和必需氨基酸。牛奶与肉不同,并非酸性食品,而是碱性食品。所以,牛奶并不会让人的体液偏酸,也不会促进钙的流失。综合评价,牛奶是最佳的补钙食品。

(邹叶芳、眭文洁、刘璐)

第二章 神经系统疾病的护理

 问题1：什么是脑出血？脑出血的原因有哪些？

脑出血是指脑实质内的出血，常分为外伤性脑出血和非外伤性脑出血。临床所称的脑出血特指非外伤性脑出血，又称原发性或自发性脑出血，占全部脑卒中的20%~30%。

脑出血的发生的主要与脑血管的病变有关，即与高血脂、糖尿病、高血压、血管的老化、吸烟等密切相关。脑出血的患者往往由于情绪激动、费劲用力而突然发病，早期死亡率很高，幸存者中多数留有不同程度的运动障碍、认知障碍、言语吞咽障碍等后遗症。

最常见的脑出血原因是高血压。虽然持续性的血压升高并不是引起血管破裂的主要原因，但如果在原有高血压病和脑血管病变的基础上血压骤升，则可因血管内压力波动引发脑内血管破裂，从而导致脑出血的发生。部分急性高血压和非高血压病人也可因过度紧张等引起血压骤然升高，引发脑出血。

问题2：脑出血的病理变化有哪些？

（1）绝大多数脑出血位于大脑半球，最常出现于基底核区（大脑中动脉的深穿支破裂），约占脑出血的2/3。

（2）高血压性脑出血常并发脑动脉粥样硬化，好发于大血管分支和管壁较薄弱而压力较高的部位（如豆纹动脉等）。

（3）小量出血常在出血周围形成局限性血肿，压迫附近脑组织，水肿较轻；大量出血可形成大的血肿或充满脑室成铸形，水肿明显，颅内压增高突出，常有脑组织移位，颅内压持续增高可形成脑疝；幕上病变可形成海马沟回疝、幕下病变形成枕骨大孔疝。

（4）大出血灶则残存中风囊。

(5) 新鲜脑出血破坏脑组织,一般于出血后 7~8 小时出现血肿周围组织水肿,24~48 小时达高峰。

问题 3：脑出血的临床表现有哪些？

脑出血的临床表现主要有以下几方面：

(1) 运动和语言障碍：运动障碍以偏瘫较为多见；言语障碍则主要表现为失语和言语含糊不清。

(2) 呕吐：约一半的患者发生呕吐,可能与脑出血时颅内压增高、眩晕发作、脑膜受到血液刺激有关。

(3) 意识障碍：表现为嗜睡或昏迷,程度与脑出血的部位、出血量和速度有关。发生在脑较深部位的短时间内大量出血,大多会出现意识障碍。

(4) 眼部症状：瞳孔不等大常发生于颅内压增高的患者；还可以有偏盲和眼球活动障碍,如脑出血患者在急性期常常两眼凝视大脑的出血侧。

(5) 头痛、头晕：头痛是脑出血的首发症状,常常位于出血一侧的头部；当颅内压力增高时,疼痛可以发展到整个头部。头晕常与头痛伴发,特别是在小脑和脑干出血时。

问题 4：怀疑脑出血时常规需要做哪些检查？

(1) 血常规、血脂、血尿素氮、血糖、血液流变学检查等。

(2) 尿液检查：一过性蛋白尿或糖尿。

(3) 脑脊液：发病后 6 小时腰穿脑脊液多呈血性,压力高、蛋白轻度升高、糖及氯化物正常。颅内压显著增高者或小脑出血者,不做腰穿检查。

(4) CT 扫描：此为首选检查,因为通过头颅 CT 扫描可发现高密度影出血灶,显示颅内血肿的部位、范围、有无脑水肿、有无脑组织移位以及是否破入脑室等,并能迅速与脑梗死相区别。

(5) MRI 扫描：最大用途是对亚急性和慢性小量出血的诊断。

(6)脑血管造影：可发现引起出血的血管畸形，并为进一步寻找脑出血原因提供线索。

问题5：有哪些表现适合考虑脑出血的诊断？

(1) 50岁以上的老年人。

(2) 有高血压病史。

(3) 多在情绪激动、过度体力或脑力劳动时发病。

(4) 起病快、突然，常在发病后数分钟或数小时内达到高峰。

(5) 有局灶性神经系统损伤症状和体征。

(6) 不同程度的意识障碍、头痛、恶心呕吐、血压升高、瞳孔和呼吸改变等全脑症状和颅内压增高的表现。

(7) 头颅CT扫描显示：脑内高密度影像；若行腰穿检查可发现脑脊液压力增高、呈血性。

问题6：脑出血应如何治疗？

脑出血的治疗原则为安静卧床、脱水降颅压、调整血压，防止继续出血、加强护理、防治并发症，以挽救生命，降低死亡率、残疾率和减少复发。

(1) 患者一般应卧床休息2~4周，保持安静，避免情绪波动和血压升高。严密观察体温、脉搏、呼吸和血压等生命体征，注意瞳孔变化和意识的改变。

(2) 保持呼吸道通畅，清理呼吸道分泌物或吸入物。必要时及时行气管插管或气管切开术；有意识障碍、消化道出血者须禁食24~48小时，必要时应排空胃内容物。

(3) 保证水、电解质平衡和营养的摄入，每日液体摄入量可按前一日尿量加500毫升计算，如有高热、多汗、呕吐，维持中心静脉压在5~12mmHg水平。每日补钠、补钾、补充糖类、补充热量，注意防止水电解质紊乱，以免加重脑水肿。

(4) 调整血糖，血糖过高或过低者应及时纠正，维持血糖水平在6~9mmol/L之间。

(5) 有明显头痛、过度烦躁不安者,可酌情适当给予镇静止痛剂;便秘者可选用缓泻剂。

(6) 降低颅内压,脑出血后脑水肿约在48小时达到高峰,维持3~5天后逐渐消退,可持续2~3周或更长。脑水肿可使颅内压增高,并使脑疝形成,这是影响脑出血死亡率及功能恢复的主要因素。所以,积极控制脑水肿、降低颅内压是脑出血急性期治疗的重要环节。

(7) 一般来说,当病情危重致颅内压过高,内科保守治疗效果不佳时,应及时进行外科手术治疗。

(8) 脑出血后,只要患者的生命体征平稳、病情不再延展,宜尽早进行康复治疗。早期分阶段综合康复治疗对恢复患者的神经功能、提高生活质量有益。

问题7：如何对脑出血老年病人进行护理?

(1) 急性期绝对卧床休息,床头抬高15~30度,保持环境安静,避免各种刺激。

(2) 翻身时动作轻柔,尽量避免移动。必须更换体位及治疗时,护理时动作要轻,翻身角度不宜太大。

(3) 病情危重者发病24~48小时内禁食,72小时仍不能自己进食者,可给予留置胃管鼻饲流质饮食。

(4) 急性期每小时测体温1次,如有高热,可于头、腋窝、腹股沟等处放置冰袋进行物理降温。

(5) 观察呕吐物及大便的颜色、量及性质,及时留取标本,及时发现消化道出血的征象。

(6) 保持呼吸道通畅,及时清理口腔分泌物及呕吐物,必要时机械吸引,如呼吸道分泌物量多、不易吸出时,准备气管切开用品。有肺炎时,应及时做痰培养及抗生素敏感试验。

(7) 注意水、电解质及酸碱平衡,准确记录出入量,及时留取血标本,查钾、钠、氯、二氧化碳结合力、尿素氮等,了解结果,及时提供医师参考。

（8）昏迷病人定时监测生命体征,严密观察体温、脉搏、呼吸、血压、瞳孔大小、对光反射,动态观察与评估格拉斯哥意识障碍指数及反应程度。做好生活护理;每日进行肢体被动活动和按摩、关节活动,预防患者肌肉萎缩和关节僵直。

问题8：老年人应如何预防脑出血?

脑出血是一种极难治愈、死亡率很高的疾病,一旦发病而得不到及时救治,就可能致瘫、致死。因此,从这个意义上来说脑出血疾病的预防非常重要。在预防方面需要做全面的防治,最应该警惕的就是脑出血高危人群,比如中老年群体、高血压患者,或者经常发生肢体麻木、无力等症状的病人。

（1）定期检查：中老年人应定期体检,监控血压及血液黏稠度,以便尽早发现并及时治疗诸如高血压、动脉硬化等疾病。必须控制好血压,并降低血脂,保持血管的弹性。

（2）稳定情绪：保持乐观情绪和精神愉快,做到心境平和,减少烦恼,悲喜勿过,淡泊名利,知足常乐。遇到重大事件应保持冷静,避免情绪过度激动,防止血压突增。

（3）戒除烟酒：嗜好烟酒者应予以戒除或加以节制,因为酒和烟都会使血管收缩、心跳加快、血压上升、加速动脉硬化。有高血压病、冠心病、脑动脉硬化症的老年人,尤其应戒除烟酒。

（4）注意饮食：日常膳食要保持清淡,注意低脂、低盐、低糖,盐分摄入量控制在每天6g以下。少吃动物的脑、内脏,多吃新鲜蔬菜、水果、豆制品,搭配适量瘦肉、鱼、蛋等。

（5）预防便秘：若大便硬结,排便用力,不但腹压升高,血压和颅内压也会上升,极易使小血管破裂而引发脑出血。所以一定要预防便秘,将此类风险减至最低。

（6）防寒避暑：避免因低温和高温导致血管舒缩功能障碍、血压波动幅度剧增而发生意外。尤其冬天是疾病高发季节,一定要注意防寒保暖。

（7）劳逸结合：建立合理的生活、工作和学习制度,保证足够的睡眠,避免身体过度劳累和精神过度紧张,超负荷工作可诱发脑出血。可参加适当的文娱体育活动以增强体质。

 问题9：老年人脑出血后如何进行康复锻炼？

急性脑出血所致的功能障碍主要有运动障碍及语言障碍。运动障碍最常见的是病变对侧肢体的中枢性偏瘫。语言障碍可以表现为运动性失语、感觉性失语及混合性失语。而脑出血后的功能恢复,在其病后的前3个月内,特别是最初几周内变化最快。6个月时基本达到最大恢复,发病2年后不会有明显变化。所以早期的功能锻炼,特别是急性期患者的康复是否得当,直接影响患者的远期效果和生活质量。

1. 休息、活动指导

（1）急性期应绝对卧床休息(4~6周),不宜长途运送及过多搬动,翻身时应保护头部,动作轻柔得体,以免加重出血。

（2）神志不清、躁动及合并精神症状者,加护栏并适当约束,防止跌倒损伤。

（3）抬高床头15~30度,以利于静脉回流,使颅内压下降,减轻脑水肿。

（4）昏迷病人平卧,头偏向一侧,取下活动性假牙,确保呼吸道通畅,以防误吸。

（5）生命体征平稳后,患者应开始在床上、床边或下床主动训练,时间从5~10分钟/次开始,渐至30~45分钟/次,如无不适,可做2~3次/日,不可过度用力憋气。

2. 饮食指导

指导老年患者进行必要的食疗,可以提高机体的抗病能力,改善脑循环。不食辛辣刺激性食物,指导病人戒烟,减少饮酒,避免食用肥肉、蛋黄、带鱼、动物内脏和脑等高脂类食物,肉类以鱼虾、瘦肉、禽肉等为佳。为使病人保持大便通畅,可让其适当多食雪梨、香蕉、蜂蜜等果品及土豆、番薯、南瓜等粗纤维食物。急性期病人给予高蛋白、高维生素、高热量(2300~2800卡/日)饮食。限制钠盐摄入(少于 3g/日),因为钠潴留会加重脑水肿。食物温度适宜,过热可能烫伤口腔黏膜;过冷易致腹泻,影响吸收。对于尚能进食者,喂饮食物时不宜过急,遇呕吐或返流时应暂停,防止食物呛入气管引起窒息或吸入性肺炎。昏迷不能进食者鼻饲流质 4~5 次/日,200~300 毫升/次,可选用牛奶、豆浆、藕粉、蒸蛋或混合匀浆等,流质应煮沸消毒,消毒冷却后再喂。恢复期病人予以清淡、低盐、低脂、适量蛋白质、高维生素、高纤维食物,多食蔬菜及水果,避免辛辣食物,戒烟酒,保持大便通畅。体胖者应适当减轻体重,控制热量摄入,忌食纯糖。

3. 功能锻炼和运动指导

对于脑出血后的半身不遂、语言不利等后遗症,要通过功能锻炼及适当的运动来改善机体的循环和代谢,以促进病体的康复。要做到有计划、定时、定量加强瘫痪肢体的被动活动与主动锻炼,在病人病情稳定后即可开始协助病人被动运动。当病人的肌力开始恢复时,帮助鼓励病人自主运动。功能锻炼按卧位—坐位—站位—步行循序渐进,同时配合针灸、按摩等。一般上肢麻木灸肩髃、曲池、合谷,下肢麻木灸环跳、风市、悬中等穴位。家属可帮助按摩,一般病人在起病数月甚至更长的时间内,只要能坚持锻炼,瘫痪肢体的功能都可以有所恢复。对失语或语言不利的病人,每日上午和下午要用一定的时间进行语言训练,使其逐步恢复语言功能。

语言功能训练的示范:

(1) 运动性失语:字—词—短句。

(2) 感觉性失语:用手势、表情来表达用意。

(3) 命名性失语:用物品反复教病人说出其名称。

另外,可让病人跟着预先录制好的标准语进行逐字逐句的语言再训练,但要注意防止病人过度疲劳。

4. 做好心理疏导

(1) 急性期病人生命危重,家属十分着急,医生应主动与家属详细解释病情及预后,消除其紧张焦虑心理,指导合理安排陪护及探视,讲述保持病室环境安静的重要性,减少一切不良刺激,使患者树立信心,积极配合抢救与治疗。

(2)恢复期脑出血病人可能会因长期卧床、生活不能自理而出现悲观、忧郁情绪,在进行功能锻炼时,往往有急于求成的心理,医护人员要耐心细致地进行心理疏导,多做说服解释工作,关心体贴病人,并列举典型康复病例,鼓励病人增强康复的信心,使其配合医生进行必要的治疗和康复锻炼。精神受刺激,尤其是大喜、大怒等情绪变化,都可导致再次出血,因此须指导家属避免给病人造成精神刺激,让病人生活在乐观、祥和、舒适的生活环境之中。

5. 出院指导

患者出院后要尽量避免情绪激动,去除不安、恐惧、愤怒、忧虑等不利因素,保持心情舒畅。饮食宜清淡,多食富含水分、纤维素的食物,多食新鲜蔬菜、水果,忌烟、酒及辛辣等刺激性强的食物。避免重体力劳动,坚持做保健体操,如打太极拳等适当的锻炼,注意劳逸结合。康复训练过程艰苦而漫长(一般1～3年,甚至终生),患者需要信心、耐心、恒心,在康复医生的指导下,循序渐进、持之以恒。定期测量血压,监测复查病情,及时治疗可能并存的动脉粥样硬化、高脂血症、冠心病等。

 问题10:什么是脑梗塞?

脑梗塞是缺血性卒中的总称,包括脑血栓形成、腔隙性脑梗塞和脑栓塞等,指脑部血液供应障碍,缺血、缺氧引起局限性脑组织的缺血性坏死或软化,由此而出现相应的神经系统症状,临床上又常将各种动脉血栓性梗死统称为脑梗死。

 问题11:引起脑梗塞的主要因素有哪些?

引起脑梗塞的主要因素有动脉粥样硬化、高血压病、冠心病、糖尿病、体重超重、高脂血症,许多病人有家族史。多发于45～70岁的中老年人。通常有先兆症状,如头晕、头痛等。

问题12：脑梗塞易患人群有哪些？

脑梗塞易患人群主要有：有脑梗塞家族史的人；高血压及某些低血压病人；糖尿病病人；脑动脉硬化的病人；肥胖病人；血液高凝状态及血脂增高的病人；低纤溶状态（指自身溶解血栓的功能下降）者；大量吸烟的人（每天10支以上，超过10年）；血栓前状态（泛指曾有过心脑缺血发作或心绞痛发作等）；高龄人群。

问题13：脑梗塞的主要致病原因有哪些？

一些老年人清晨一觉醒来，突然发现一侧肢体麻木无力，活动不灵活，甚至完全偏瘫，或伴有不能说话等症状。送到医院检查，医生确诊为脑梗塞。脑梗塞的主要致病原因有以下几种：

（1）血压波动：人体由于受生物钟的影响，血压具有明显的昼夜波动性。总体上说，人到夜间入睡后，血压会自然下降一定幅度，血流速度也随之减慢，于是便成了清晨发生脑梗塞的生理病理基础。

（2）血液凝固性改变：有人通过连续抽血化验24小时血液黏度发现，人体在早晨2时至6时血液中的儿茶酚胺、纤维蛋白原活性增强，红细胞压积以及血黏度均相对增高，从而使血液凝固性增强。加之人经过夜间长时间的睡眠，不吃不喝，没有补充水分，但仍继续有肾小球的滤过，从而导致血浆丢失，血液变得更加浓缩，黏度更大，因此易发生脑梗塞。

（3）睡眠姿势：还有学者指出，睡眠时姿势的固定侧卧会使颈部扭曲，压迫颈动脉，造成供血减少或静脉回流不畅，这与发生脑梗塞也可能有一定关系。

鉴于以上原因，建议存在脑血管病危险因素的老年人在睡眠前适当喝些白开水，对预防脑梗塞有一定好处，这对睡前喝酒较多的人尤为重要。另外，夜间睡眠姿势也应注意，防止因固定侧卧而使颈内动脉受压。

问题14：什么是腔隙性脑梗塞？

腔隙性脑梗塞是一种直径不超过1.5厘米的小梗死灶。这种梗塞多发生在大脑深部的基底节区及脑干等部位。这些部位的深穿支动脉阻塞，发生小范围的局灶性脑组织缺血、坏死便称为腔隙性脑梗塞。导致腔隙性脑梗塞最常见的原因是高血压动脉硬化，长期高血压造成脑内小动脉血管壁变性，管腔变窄，在某种血流动力学因素或血液成分变化的诱因下发生小动脉闭塞。中国是一个高血压患病率较高的国家，因此这一类型的脑梗死很常见。CT扫描是诊断腔隙性脑梗塞最有效的检查方法。

腔隙性脑梗塞多发于40～60岁及以上的中老年人，男性多于女性，起病多在白天，较突然，临床表现多样、症状较轻、体征单一、预后较好，无头痛、颅内压增高、意识障碍等。

问题15：脑梗塞的症状有哪些？

脑栓塞多在活动中急骤发病，无前驱症状，局灶性神经体征在数秒至数分钟达到高峰，多表现为完全性卒中，意识清楚或轻度意识糊涂，颈内动脉或大脑中动脉主干栓塞导致大面积脑梗塞，可发生严重脑水肿、颅内压增高，甚至脑疝和昏迷，常见痫性发作。椎-基底动脉系统栓塞常发生昏迷。个别病例局灶性体征稳定或一度好转后又出现加重，提示栓塞再发或继发出血。

约4/5的脑栓塞发生于前循环，特别是大脑中动脉，出现偏瘫、偏身感觉障碍、失语或局灶性癫痫发作等，偏瘫以面部和上肢较重。椎基底动脉系统受累约占1/5，表现为眩晕、复视、交叉瘫或四肢瘫、共济失调、饮水呛咳、吞咽困难及构音障碍等。栓子进入一侧或两侧大脑后动脉导致同向性偏盲或皮质盲，基底动脉主干栓塞导致突然昏迷、四肢瘫或基底动脉尖综合征。大多数病人伴有风心病、冠心病和严重心律失常等，或心脏手术、长骨骨折、血管内介入治疗等栓子来源，以及肺栓塞（气急、发绀、胸痛、咯血和胸膜摩擦音等）、肾栓塞（腰痛、血尿等）、肠系膜栓塞（腹痛，便血等),皮肤栓塞(出血点或瘀斑)等体征。

问题16：发生脑梗塞时需要做哪些辅助检查？

(1) 心电图、超声心动图、胸部X线摄片及监测血压等,可提供原发疾病的征象,如高血压病及不同类型的心脏疾病等。

(2) 头颅X线摄片有时可发现颈内动脉虹吸部有钙化影;梗死范围较广者可在发病2~3日后出现中线波移位,持续时间约2周。

(3) 脑血管造影可发现动脉闭塞或狭窄的部位,脑水肿所致血管受压、移位和侧支循环等情况。

(4) 头颅CT及核磁共振检查可显示脑梗塞的部位、大小及其周围脑水肿情况和有无出血征象等,是最可靠的无创性诊断手段,时间窗内能准确确定梗塞的大小和部位。常规CT在发病24小时内难以识别脑梗塞。

(5) 血液生化常规、血流动力学及凝固功能检查。

(6) 脑血流超声波检查。

问题17：发生脑梗塞后应如何进行护理？

超急性期：0~6小时,治疗的黄金期。

急性期：6~72小时。

亚急性及慢性期：72小时后。

1. 一般治疗

(1) 脱水降颅压,扩容稳压,常选用静脉用药,最好用输液泵,防止血压过低加重脑梗塞。临床脱水药物常用甘露醇、甘油果糖、速尿、类固醇激素、白蛋白等。

控制血压：早期收缩压控制在120~180mmHg或舒张压控制在110~120mmHg,严密观察,如血压>220/120mmHg,应缓慢降压。

颅内压增高：卧床,避免头部过度扭曲,避免颅内压过度增高的因素,如咳嗽、用力、发热、癫痫、呼吸道不畅等。

亚低温治疗：调整血压,脑梗塞时要慎重使用降压药,如血压为 150～160/100mmHg 时不需要使用降压药,因为血压降得过低可加重脑缺血。急性特别是大面积脑梗塞时可出现脑水肿,这是发病后 1 周内死亡的常见原因。应使用甘露醇降低颅内压,肾功能异常者可用甘油果糖和速尿。

(2) 保持呼吸通畅,呼吸困难者可给予吸氧、必要时气管切开。

(3) 预防和治疗呼吸道和泌尿系感染,合理应用抗生素。

(4) 防止肺栓塞和下肢深静脉血栓形成,可皮下注射低分子肝素或肝素制剂。

(5) 早期活动可防止褥疮形成,每 2 小时翻身拍背和被动活动瘫痪肢体。避免受压和褥疮形成。

2. 溶栓治疗

在发病后 3～6 小时以内进行。可静脉给药溶栓,也可动脉给药溶栓,动脉溶栓未广泛应用于临床。严格掌握适应证,6～12 小时内未见明显脑水肿,也考虑溶栓。溶栓常用药物有尿激酶、纤溶酶原激活剂(t-PA)。溶栓治疗的主要危险性和副作用是颅内出血,心源性栓塞脑出血的机会更高。溶栓后要使用奥美拉唑预防消化道出血。

3. 抗凝治疗

常用的药物有肝素、低分子肝素,必须作凝血检测。主要的副作用是出血,其中低分子肝素较普通肝素更安全。

4. 抗血小板药物的应用

抗血小板药物有阿司匹林、氯吡格雷等。

5. 降纤治疗

该疗法的作用是增加纤溶系统活性和抑制血栓形成,常用药物有降纤酶、东菱精纯克栓酶及蝮蛇抗栓酶等。发病 24 小时内使用。用药过程中应检测纤维蛋白原等。

6. 血液稀释疗法

目的是降低血液黏稠度、改善微循环和补充血容量不足,常用药物有低分子右旋糖酐和706代血浆等。

7. 脑保护剂

钙离子拮抗剂：尼莫地平、尼卡地平；胞二磷胆碱；谷氨酸拮抗剂和GABA增强剂。其他如维生素E、维生素C和甘露醇也具有抗氧化和自由基清除的作用。

8. 中医中药

中药有复方丹参、川芎嗪等。同时辅以针灸及按摩等治疗。

9. 康复治疗

这是国外治疗脑血管病最主要的方法，一般在发病后3～7天便开始进行系统、规范及个体化的康复治疗。

问题18：脑血管意外的物理疗法？

脑血管意外的物理疗法可使患者脑组织血管扩张，血流加速，缓解血管痉挛，促进侧支循环形成，改善脑组织缺氧状态和新陈代谢，加速脑细胞再生过程和功能恢复，并促进瘫痪肢体功能恢复。通过低频电流刺激痉挛肌肌腱中的神经腱梭引起反射性抑制和刺激对抗肌的肌肤引起的交互抑制来达到使痉挛肌松弛的目的，恢复其肢体功能。

常用的物理疗法有：超声波疗法；痉挛肌电刺激疗法；脉冲中频电疗法；低频脉冲电疗法；离子导入法；水疗法；磁疗法。

问题19：脑梗塞有哪些常见的并发症？

（1）心肌梗死。目前发病机制尚不明，有研究表明，很多脑梗塞病人在急性期常常伴有心肌缺血的表现，但是大部分病人在度过急性期后能够改变，有部分病人可能发展成为心肌梗死。所以，对脑梗塞病人要进行常规心电图检查，如发现有心肌梗死，应对应心脑血管病症采取同时治疗方案。

（2）肺部感染。研究表明，肺部感染是脑梗塞最主要的致死因素。脑梗塞病人的肺部感染一般与以下因素有关：病人长期卧床，产生坠积性肺炎，因此在护理工作中提倡勤翻身、勤吸痰；照顾不当,病人饮水或饮食呛咳而引发吸入性肺炎;病人使用抗生素不当,造成菌群失调,加上病人多为老年人、抵抗力差,也增加了易感因素。

（3）尿路感染。见于留置导尿管的病人,或大小便失禁、得不到良好护理的病人。

（4）肾功能不全。这也是造成病人死亡的重要并发症,主要与以下因素有关:脑梗塞是一种应激状态,体内的高肾上腺素水平容易造成肾动脉收缩,影响肾血流量;很多药物如甘露醇、抗生素也会对肾功能造成不同程度的影响。

（5）褥疮。病人长期卧床,如果不经常翻身,某些骨隆突部分会对固定的组织形成压迫,造成局部组织长期缺血、坏死,从而形成褥疮。预防褥疮的最好方法是勤翻身,有条件的可给病人使用气垫床。

（6）关节挛缩。脑梗塞病人如果没有得到良好的康复训练,患侧的肌肉会发生废用性萎缩,在肌肉萎缩和张力升高的共同作用下,关节长期不能正常活动,会造成病人关节畸形、挛缩。

（7）应激性溃疡。出血性中风病人和大面积脑梗塞病人常常出现上消化道大出血,这也是临床上的常见并发症和常见死亡原因。

（8）继发性癫痫。无论是出血性还是缺血性中风,在度过急性期后,原来脑内的病灶可能会留下"瘢痕",如果成为异常放电灶,就有可能诱发癫痫,以大发作为主。如果病人发生继发性癫痫,就要开始正规的抗癫痫治疗。

（9）脑梗塞后的精神科问题。这个问题越来越多的得到关注。

（10）痴呆。有报道说,腔隙性缺血灶和血管性痴呆有一定的联系。

问题20:脑梗塞的预后如何?

脑梗塞的死亡率较脑出血低,一般预后较脑出血好一些,但病

情严重的脑梗塞预后不佳。脑梗塞的预后与下列因素有关:

(1) 与阻塞的血管大小有关。如阻塞的是小血管,由于脑缺血范围小,侧支循环易形成,因而恢复较快,预后较好。如阻塞的血管大,由于脑缺血范围大,脑组织受损严重,因而临床症状恢复慢,预后较差。

(2) 与发病速度有关。缓慢逐渐发病者,较易形成侧支循环,脑缺血可逐渐代偿,预后较好。急性起病者,未能建立侧支循环,预后较差。

(3) 与梗塞的次数和数量有关。首次发作,则预后较好。但一次大面积梗塞的预后较差。如发生两次以上的梗塞,特别是两侧脑血管均受累则预后较差。梗塞灶越多,预后越差。梗塞灶单一者,预后较好。

(4) 与栓子的性质有关。如栓子疏松,在随血液运行的过程中自身破碎,流到血管的远端,阻塞小血管者,预后较好。脂肪栓子、空气栓子、细菌栓子比心源性栓子预后严重。但心源性栓子引起脑脓肿者,预后较差。

(5) 与局灶定位症状轻重有关。发病后偏瘫失语等定位症状较轻者,预后较好;反之,偏瘫失语程度较重者,预后较差。

(6) 与昏迷程度有关。昏迷程度严重,持续时间越长,预后越差。起病时无昏迷,以后进入昏迷且昏迷程度逐渐加重者,预后较差。神志始终处于清醒状态者,预后较好。

(7) 与有无并发症有关。如合并褥疮、肺部感染、尿路感染、糖尿病、冠心病、心律不齐、心力衰竭等,预后较差;无并发症者,预后较好。

(8) 与患者年龄有关。年龄大,体质差,预后较差;年龄小,体质好,预后好。

问题21:脑梗塞后如何进行康复锻炼?

脑梗塞发病后一年内为恢复期,也是脑梗塞最重要的时期,这一时期多数患者改善最快、效果最佳。恢复期家庭治疗最主要的原则是科学用药,辅以功能训练、饮食调节等综合性治疗。只有坚持用药,才能够对脑梗塞诱因动脉粥样硬化斑块形成、血液黏度高等基础病变进行有效治疗,防止动脉硬化继续形成及血栓再次形成,为脑组织创造一个良好的内环境,恢复脑神经系统,使其控制的运动、语言神经系统体征得到改善。恢复期治疗的目的就是改善头晕头痛、肢体麻木障碍、语言不利等症状,使之达到最佳状态,并降低脑梗塞的高复发率。

(1)预防脑梗塞复发。脑梗塞属于高复发、不可逆性的慢性脑血管意外,病人出院后仍须按医生嘱咐规律服药,控制好高血压、高血脂、糖尿病等动脉硬化的基础疾病,并定期到医院复查。常用治疗脑梗塞的有效药物包括抗血小板聚集类药物(如拜阿司匹林)、脑保护营养药物、益气活血开窍止痛药物。

(2)尽早、积极地开始康复治疗。脑梗塞形成后会留下许多后遗症,如单瘫、偏瘫、失语等,药物对这些后遗症的作用是非常有限的,而通过积极、正规的康复治疗,大部分病人可以达到生活自理,有些还可以回到工作岗位。有条件者最好能到正规的康复医院进行系统的康复治疗。因各种原因不能到康复医院治疗者,可购买一些相关书籍和音像资料,在家自己进行康复治疗。康复宜及早进行,病后3~6个月内是康复的最佳时机,半年以后由于已发生肌肉萎缩及关节挛缩,康复的困难较大,但同样也会有一定的帮助。

(3)日常生活训练。患病后,以前的许多生活习惯被打破,除了要尽早而正规地训练患肢,还应注意开发健肢的潜能。右侧偏瘫而平时又习惯使用右手的患者,此时要训练用左手做事。衣服要做得宽松柔软,可根据特殊需要缝制特殊样式,如可以在患肢袖子上装拉链以便去看病时测量血压。穿衣时先穿瘫痪侧,后穿健侧;脱衣时先脱健侧,后脱患侧;等等。

(4)面对现实,调整情绪。俗话说:"病来如山倒,病去如抽丝。"此话用在脑血管病人身上更贴切。面对既成事实,患者应调整好情绪,积极进行康复治疗以尽早重返社会。严重的情绪障碍患者可请医生帮助,使用抗抑郁剂,如百忧解,对脑血管病后的抑郁焦虑情绪有良好的缓解作用。

问题22:如何预防脑梗塞的发生?

脑梗塞是中老年人的多发病、常见病,患者瘫痪肢体的功能恢复比较困难,所以对预防脑梗塞病应予以足够的重视。

(1)积极治疗各种原发病。引发脑栓塞的主要病因有风湿性心脏病。当心脏跳动过快时,心脏二尖瓣上的赘生物栓子极易脱落,特别在全身用力时,心脏用力收缩,血流速度加快,栓子在快速血流的冲击下更容易脱落,脱落的栓子堵塞血管就会引发脑梗塞,所以对风湿性心脏病或细菌性心内膜炎病人,除积极治疗外,还不适合做急重的运动或劳动,这是对脑栓塞的重要预防措施。高血压患者应长期进行药物治疗,定期监测血压,使血压控制在正常范围。糖尿病患者要严格控制饮食,坚持降糖治疗,将血糖控制在正常范围,血压则应控制在≤130/85mmHg。高血脂患者应进行降脂治疗。

(2)戒烟。烟草中的尼古丁吸入人体内,刺激植物神经,使血管痉挛,心跳加快,血压升高,血中胆固醇增加,从而加速动脉硬化,增加脑梗塞的风险。

(3)抗凝治疗。定期进行血液流变学检查,对于血粘稠度过高者,提倡小剂量阿司匹林口服,每日0.1g即可。

(4)定期心脏检查。特别要注意心功能变化及心律失常,注意改善心脏供血,防治冠心病。

(5)对突发头痛、头昏、眩晕、记忆力减退、反应迟钝、遗忘、视物不清、面部发麻等症状,应提高警惕,尽早到医院做头颅CT以便早发现、早治疗。

问题23:脑梗塞患者的饮食禁忌有哪些?

(1)忌高脂肪、高热量食物。长期进食高脂肪、高热量食物,可使血脂进一步增高,血液黏稠度增加,动脉粥样硬化斑块容易形成,最终导致脑梗塞复发。因此,脑梗塞患者应忌食肥肉、动物内脏、鱼卵等;少食花生等含油脂多、胆固醇含量高的食物;忌用或少用全脂乳、奶油、蛋黄、肥猪肉、肥羊肉、肥牛肉、内脏、黄油、猪油、牛油、羊油、椰子油;不宜采用油炸、煎炒、烧烤等方式烹调食物。

(2)忌食刺激性食物。忌肥甘甜腻、过咸刺激、助火生痰之品。少摄入甜味饮品、奶油蛋糕;忌食过多的酱、咸菜等。忌生、冷、辛辣刺激性食物,如白酒、麻椒、麻辣火锅等,还有热性食物如羊、狗肉等。

(3)忌烟酒。烟毒可损害血管内膜,并能引起小血管收缩、管腔变窄,从而导致血栓。大量饮用烈性酒对血管也有害无益。据调查,酗酒是引起脑梗塞的主要诱因之一。

问题24:如何对脑梗塞病人进行护理?

协助病人完成自理活动,鼓励病人寻求帮助。将病人经常使用的物品放在易拿取的地方,以方便病人随时取用。信号灯放在病人手边。恢复期鼓励病人独立完成生活自理活动,以增进病人自我照顾的能力和信心,从而适应回归家庭和社会的需要,提高生存质量。

病人卧床期间须协助其完成以下生活护理:

1. 穿衣/修饰自理缺陷

(1)指导病人穿衣时先穿患侧、后穿健侧,脱衣时先脱健侧、后脱患侧。

(2)鼓励病人穿宽松柔软的衣服,使穿脱方便和穿着舒服。

(3)穿不用系带的鞋。

(4)给病人换衣裤时,注意用屏风遮挡,并可适当摇高床头。

2. 卫生/沐浴自理缺陷

(1)帮助病人完成晨间和晚间护理,协助病人洗脸、刷牙、漱口、梳头、剪指(趾)甲。

(2)病人洗澡时须有家属或陪护人员在场,并对之给予适当的帮助。

（3）必要时给予床上擦浴，注意关好门窗，调节室温。

（4）病人出汗多时，须及时擦洗，并更换干净衣裤。

3．入厕自理缺陷

（1）入厕时须有人陪护，并给予必要的帮助。

（2）手纸放在病人伸手可及之处，必要时可帮助病人穿脱衣服。

（3）病人入厕时须注意安全，防止跌倒。

（4）鼓励病人尽可能养成定时排便的习惯，保持大便通畅。

（5）必要时给予便器，协助其在床上排便。

4．进食自理缺陷

（1）保持进食场所的安静、清洁，进食时避免更换床单、清扫床单等护理活动。

（2）给病人充足的进食时间，病人进食速度宜慢。

（3）有吞咽困难的病人，宜进半流质饮食或流质饮食。

（4）对不能由口进食的病人必要时给予鼻饲流质，并每天口腔护理2次。

（5）尽可能鼓励病人用健侧手进食。

5．后遗症的功能恢复护理

（1）语言不利。语言障碍的病人情绪多焦躁、痛苦。医护人员及病人家属要多接触病人，了解病人痛苦，让病人保持心情舒畅，消除紧张心理。必须尽早地诱导和鼓励患者说话，耐心纠正发音，从简到繁，如"e"、"啊"、"歌"等，反复练习坚持不懈。并配合针刺哑门、通里、廉泉等穴，以利于语言功能的改善和恢复。

（2）肢体功能障碍。急性期护理上要注意将瘫痪肢体置放在功能位置，以防肢体发生挛缩畸形，多采用仰卧位和侧卧位。在病人病情稳定的情况下，指导和辅助其进行功能锻炼，从简单的屈伸开始，要求活动充分，合理适度，避免损伤肌肉和关节，每天24次，每次5~30分钟。并配合药物治疗，按摩患侧肢体，针刺曲池、合谷、足三里等。嘱病人经常用热水浸泡患侧肢体,以促进其血液循环。

（3）口角歪斜。临床上常见病侧眼睑闭合不全、口角下垂,不能皱额、闭眼、鼓腮、吹哨。病人常常产生消极情绪,失去治疗信心。医护人员及病人家属应关心病人,给予精神鼓励,以便取得信任,舒其情志。饮食上宜给易于消化、富于营养的流质或半流质饮食。配合针刺颊车、地仓、迎香、四白。鼓励病人多做眼、嘴、脸部运动,并经常按摩局部。

问题 25：脑梗塞的治疗流程有哪些？

（1）轻度偏瘫（生活尚能自理）。一般的患者会出现轻微的失眠症和烦躁,或有性格的改变。主要是康复治疗,需要长期口服药物治疗,抗血小板凝聚,活血化瘀就可以恢复。预防并发症。定期去医院康复治疗,检查血脂、血糖及心脏的情况。症状不明显时不需加服其他药物,症状加重者需静脉输液治疗。

（2）中度偏瘫（生活不能自理）。患者一侧肢体活动受限,生活需要别人协助,性格变化较大。主要是进行康复训练,加服药物,还需有人 24 小时陪护。严密注意预防并发症。无须过多的检查和药物治疗。每 3 个月定期医院复查血糖、血脂等。主要是抗血小板凝聚,活血化瘀。

（3）重度偏瘫（生活完全不能自理,长期卧床）。患者多数在医院或家中长期卧床。不能耐受康复,需单独有人陪护、护理。出现并发症时需住院治疗。预防并发症的出现。需胃管进食,长期呼吸道护理,预防褥疮,肺部感染,尿路感染等。

问题 26：什么是老年痴呆症？老年痴呆症的易患因素有哪些？

老年痴呆症,又称阿尔茨海默病（AD）,是发生在老年期及老年前期的一种原发性退行性脑病,隐匿起病,以认知功能进行性衰退为特征,并伴有日常生活能力受损和精神行为改变。

据统计,65~85岁的老年人平均每增加5岁,老年痴呆症的患病率增加1倍,85岁以上的老年痴呆症患病率高于30%,高血压、高血脂、肥胖、抑郁、脑外伤等是老年痴呆症的致病危险因素。

  问题27:如何区分老年痴呆症与正常老化?

老年痴呆症与正常老化的区别见下表:

	老年痴呆症患者	正常老化的记忆力减退
曾发生的事件	完全忘记	部分忘记
按照指示行事	不能	能
生活自理	逐渐不能	能
交流能力	越来越差	能
行为及人格改变	有幻觉、妄想且人格改变	无改变
处理财务问题	不能处理好	偶尔忘记定期付费
清楚日期	经常混淆季节和日期	偶尔忘记日期,但事后会想起

  问题28:老年痴呆症的表现和危害有哪些?

(1)记忆障碍。记忆障碍是从痴呆的初期到末期可持续看到的主要症状之一。如做事情丢三落四,严重时记不住家里的电话号码、朋友的名字;有的患者甚至忘记关水龙头或煤气,从而造成安全隐患。

(2)认知与判断能力障碍。早期患者买菜常常忘记付钱,或者不记得自己付了多少,简单的加减也出现错误;对简单事情的对错不知道,不懂得怎么去判断;有的患者会指着狗喊"兔子",或把自己及家人当作动物。

(3)日常生活能力障碍。基本的生活能力如使用电话、做饭、打扫、和人聊天等都会出现障碍;早期患者可以自理,中度患者需要他人协助完成;重度患者完全失去自理能力,甚至会长期卧床。

(4)情绪及行为变化。可出现失眠、紧张、恐惧、焦虑、抑郁等症状;少数患者会情绪不稳、容易发脾气;到晚期时,出现幻觉、徘徊、收集垃圾等。

问题29：不同分期的老年痴呆症患者通常有哪些表现？

（1）轻度老年痴呆症。近记忆障碍常为首发及最明显症状，如经常失落物品，忘记重要的约会及许诺的事，记不住新认识人的姓名；学习新事物困难，看书读报后不能回忆起其中的内容；常有时间定向障碍，记不清具体的年月日。早期患者对自己的记忆问题有一定的自知力，并力求弥补和掩饰，如经常作记录，避免因记忆缺陷对工作和生活带来不良影响。如妥善地管理钱财和为家人尚能准备膳食，完成已熟悉的日常事务或常务，患者的个人生活也基本能自理。

（2）中度老年痴呆症。到此阶段，患者不能独立生活。表现为日益严重的记忆障碍，用过的物品随手即忘，日常用品甚至贵重物品丢三落四；刚发生的事情也遗忘；忘记自己的家庭住址及亲友的姓名，但尚能记住自己的名字。有时因记忆力减退而出现错构和虚构。远记忆力也受损，不能回忆自己的工作经历，甚至不知道自己的出生年月。患者已不能工作，难以完成家务劳动，甚至连洗漱、穿衣等基础的生活料理也需家人督促或帮助。患者的精神和行为也比较突出，情绪波动不稳；或因找不到自己放置的物品而怀疑被他人偷窃，或因强烈的妒忌心而怀疑配偶不贞，并可伴有片断的幻觉；睡眠障碍，部分患者白天思睡、夜间不宁，行为紊乱，常捡拾破烂、乱拿他人之物；亦可表现为本能活动亢进，当众裸体，有时出现攻击行为。

（3）重度老年痴呆症。记忆力、思维及其他认知功能皆因此受损。忘记自己的姓名和年龄，不认识亲人。语言表达能力进一步退化，患者只有自发言语，内容单调或反复发出不可理解的声音，最终丧失语言功能。患者活动逐渐减少，并逐渐丧失行走能力，甚至不能站立，最终只能终日卧床，大小便失禁，晚期患者可原始反射等。

问题30：怀疑得了老年痴呆症该怎么办？

一旦有怀疑，就应该到正规医院检查，可以去神经内科、精神科、老年科、记忆障碍门诊就医。

问题31：老年痴呆症有哪些治疗方法？

老年痴呆症的治疗方法分为三类：药物治疗、支持性治疗、心理治疗。

对于老年痴呆症，目前尚无治愈的方法。治疗的目的是改善和提高躯体功能，控制症状的加重，使病人更舒适。因此，老年痴呆症的治疗原则是：改善认知功能和行为障碍，提高日常生活自理能力，延缓疾病进展。

问题32：可以从哪些方面对老年痴呆症患者进行日常生活护理？

对于轻度或中度的老年痴呆症患者，除了给予适度的生活照顾外，还应尽量指导其自理日常生活，安排并鼓励其参加一定的活动，如听音乐、阅读等，多陪患者聊天、帮助他回忆过去的生活经历等。

维持良好的个人卫生习惯，有助于减少被感染的机会。护理人员要适时适地地给予患者必要的卫生指导，采取适当措施制止患者的不卫生行为，并根据天气变化及时建议患者添减衣服，病房要经常开窗通风。要为长期卧床的患者定期翻身、拍背。对大小便失禁的痴呆患者，要及时协助处理大小便，保持皮肤、床铺的整洁和干燥，以减少发生感染和皮肤病及褥疮的危险。

在护理老年痴呆症患者时要避免以下4种情况：

（1）突然改变患者的生活习惯与环境。

（2）过于重视护理者自己的权威，如坚持让患者按照固定的方式做某件事等。

（3）过分地苛求患者。对患者提出超过其能力的要求，而忽视患者的自我要求,过分刻板或循规蹈矩。

(4) 有愤怒情绪或对患者抱有厌恶感。

总之,在护理老年痴呆症患者时要爱心第一,以同情、耐心、慈爱、负责、热情的态度对待患者,保持幽默感。尊重患者,对患者的幸福与最佳利益给予真正的关心,像尊重其他人那样尊重患者的感情与感受。培养患者自主生活的能力,树立其对生活的信心,以延缓病情的发展,提高其生活质量。

问题33:怎样保障老年痴呆症患者的用药安全?

老年痴呆症患者多合并许多伴随疾病,用药多样,如有疏忽会引起漏服、少服、用药过量甚至中毒等。老年痴呆症患者常忘记吃药或者吃错药,或者忘了已经服过药又重复服用,从而导致过量服药,所以,老人服药时要有人在旁帮助其将药全部服下,以免遗忘或错服。对于伴有抑郁症、幻觉或自杀倾向的老年痴呆症患者,看护者一定要将药品管理好,放到老人拿不到或找不到的地方。遇到老人不愿服药时,应耐心说服,在老人把药吃下后要让其张开嘴,以确认是否咽下,也可将药碾碎放在饭中助其服下。中度和重度老年痴呆症患者服药后常不能诉说其不适,护理人员要细心观察患者服药后的反应,及时反馈给医生,以便及时调整给药方案。卧床以及吞咽困难的痴呆老人不宜吞服药片,护理人员最好是将药片掰成小粒或研碎后溶于水中让其服用。对于不能吞咽或昏迷的患者,应由胃管注入药物。

另外,对药物要严加保管,服药前先去除外包装。老年人用药易发生副作用,而痴呆患者反应迟钝,缺乏主诉,病情变化时不易被发现,应注意观察患者用药后出现的细微变化和症状,如发现药物产生毒副作用,应立即停药并向专业人员求助。

问题34:老年痴呆症患者常见的安全隐患和干预方法有哪些?

(1) 跌伤、烫伤。老年性痴呆多伴有椎体外系统病变,表现为扭转痉挛、震颤麻痹,以及各种各样的共济失调,患者站立、行走都会出现困难,却愿亲自行动去完成一些力不从心的工作,结果往往跌伤,加之老人骨质疏松,极易骨折,所以病房内、浴室、厕所地面要保持干燥、无积水,护理人员及家属要规劝老人勿做难以承担的劳作,病人在上下床及变换体位时动作宜缓,床边设护栏,上下楼梯、外出散步一定要有人陪伴和扶持。避免单独生活并使用危险物品如煤气等。

（2）自伤。近年来,老年痴呆症患者的自伤、自杀事件屡见不鲜,究其原因,不外两类：一是患者心理脆弱,丧失自理能力,不愿给家人增加负担,寻求一死了之；另一类是病态表现,即由于脑组织退变萎缩,患者在抑郁、幻觉或妄想的支配下所发生的自我伤害。不论是哪一种,都需要护理人员及家人在耐心进行心理护理的同时予以全面照顾,严密观察,随时发现可疑动向,及时排除患者可能自伤、自杀的危险因素,妥善放置危险物品,家中的剪刀、绳子、火柴、灭鼠药等要收藏好,以免发生意外。

（3）走失。由于老年痴呆症患者记忆功能受损,尤其是中度和重度痴呆患者,定向力出现障碍,所以应避免让患者单独外出,家属可在患者衣兜内放置写有患者姓名、住址、联系人及联系方式的卡片,告知邻居及管理员帮助留意其行踪,一旦患者迷路,依靠这些信息就相对容易被人发现和送回。

（4）居住在高层建筑物内的患者,要防止其不慎坠楼。对于有冲动、伤人、自伤、逃跑等病态行为的患者,更要注意防范,避免外出。对有严重特殊行为或病情不稳的患者,应尽量避免其单独外出活动,必要时可住院治疗。

问题35：怎样对老年痴呆症患者进行饮食护理？

对于老年痴呆症患者,在给予原有疾病治疗饮食的同时,一日三餐应定量、定时,并尽量保持患者平时的饮食习惯。多数患者会因缺乏食欲而少食甚至拒食,从而直接影响营养的摄入。对这些患者,要选择营养搭配合理、清淡可口的食物,而且食物温度应适中,无刺、无骨,易于消化。不吃黏性的食物,固体和液体的食物分开给,以半流质或软食为宜,食团大小要合适。对吞咽困难者应给以缓慢进食,不可催促,要求患者每次吞咽后反复做几次空咽运动,以确保食物全部咽下。喂食患者时要注意扶起卧床者以防噎食及呛咳。对少数食欲亢进、暴饮暴食者,要适当限制食量,以防止因消化吸收不良而出现呕吐、腹泻,而且在其进食时必须有人照看,以免食物被误呛入气管导致窒息死亡。吃饭时患者往往会弄脏衣服,这时不要加以责备。对于视力不好的患者,餐具最好放在比较明亮的地方,餐具的颜色要鲜明,不使用锐利的刀叉进食。

问题36:怎样护理有睡眠障碍的老年痴呆症患者?

老年痴呆症患者往往存在睡眠障碍,认知障碍严重时,常常白天休息、夜间吵闹。对于这种情况,护理人员和患者家属首先要为患者创造良好的入睡条件,周围环境要安静、舒适,让患者在入睡前用温水泡脚,不要进行刺激性谈话或观看刺激性电视节目等。不要给患者饮浓茶、咖啡或让其吸烟,以免影响睡眠质量;对严重失眠者可给予药物辅助入睡。夜间不要让患者单独居住,以免发生意外。每天应保证有6~8小时的睡眠。对于昼夜颠倒的患者,如病情许可,白天要让其有适度的活动,尽量不让患者在白天睡觉,而应增加活动,让其保持兴奋,以使他们能在夜间休息,避免整天卧床。

问题37:怎样对老年痴呆症患者进行心理护理?

老年性痴呆是一种社会心理性疾病,心理护理必不可少。对于早期和中期患者,护理人员应多与患者谈心、交流,鼓励家人陪护探视。对于焦虑性患者,要给患者足够的照顾,保证居室安静,为其安排有趣的活动,如指导患者听一些轻松、舒缓的音乐等。对于抑郁性患者,要耐心倾听患者的叙述,不强迫患者做不情愿做的事情。在病情许可的情况下,鼓励患者多活动,如散步等。

对于有激越行为的患者,护理尤需用心。所谓激越是指"不能用患者的特定需求或意识混乱来解释的某些不恰当的语言、声音和运动性行为"。这类患者往往有攻击性行为,而有些攻击性行为对患者自己或医护人员来说是危险的。为了较好地预防激越行为的发生,应该让患者尽量避免一切应激源。如病房环境应尽量按患者原有的生活习惯布置,分析产生激越的具体原因,避免刺激性语言。鼓励患者进行规律性的锻炼,以达到放松身心的目的。努力将有激越行为患者的注意力转移到其感兴趣的方面,可有效地减少激越行为的发生。对老年痴呆症患者不能用禁止、命令的语言,更不能在患者存在激越行为时强行将其制服或反锁在室内,以免增加患者的心理压力使病情加重。

对于表现欣快的患者,护理人员首先要尊重患者,劝导患者增加活动,如下棋、读报等。对于行为淡漠的患者,护理人员要加强病室照明度,多与患者交流,多对患者说一些关爱的语言,与患者建立起信赖关系,鼓励患者做事情。

问题38:老年痴呆症患者的康复训练有哪些内容?

(1)记忆和思维训练。应反复训练患者记住居住的环境、物品的放置以及周围的人和事。早期患者由于近记忆下降容易忘事,护理人员可以帮助患者准备一个备忘录,随时把有关的事情记下来,如电话号码、人名、地名、需办的事情等。护理人员可以根据患者的病情和文化程度,教他们记一些数字,由简单到复杂反复进行训练;也可以把一些事情编成顺口溜,让他们记忆背诵;还可以让其利用玩扑克牌、玩智力拼图等进行锻炼,以帮助患者扩大思维和增强记忆。

(2)自理能力训练。尽可能让患者维持一种固定的生活习惯,反复训练患者穿衣、行走、洗漱、进食、上厕所等;患者力所能及的事情尽量让他自己做,不要完全包办,以便使患者尽可能长时间地维持还没有丧失的自理能力。

(3)语言训练。对于失语者应训练其语言表达能力,多说、多练非常必要。要从简单到复杂,先单音节字后多音节字,如让患者跟随看护者说数字"1、2、3……"有进步后,再说一些常用物品的名字,如"桌子、筷子、椅子……"然后可以采取提问的方式,让患者回答简单问题,根据患者的表达能力给予相应的鼓励。

(4)肢体训练。让患者徒手或借助器械进行各种改善运动功能的训练,训练时要注意配合患者的节奏,不宜操之过急,可逐渐增加活动量。长期卧床患者每天进行2次肢体被动锻炼,每次20分钟,有助于防止肌肉萎缩。

(沈琴)

第三章 心血管系统疾病的护理

问题1:什么是高血压?

理想血压为收缩压<120mmHg,舒张压<80mmHg。世界卫生组织将高血压的标准定为收缩压/舒张压≥140/90mmHg。即在未服药的情况下,非同日2次或者2次以上收缩压≥140mmHg和(或)舒张压≥90mmHg。

问题2:高血压有什么危害?

高血压如果没有及早发现并得到有效的治疗,血压会不断升高,而且还会对许多重要脏器造成严重的损害,诱发其他病症,如脑卒中、心力衰竭、冠心病、高血压性肾病、外周血管疾病、眼底视网膜病变如出血或渗出。

问题3:高血压患者应该注意哪些问题?

(1)早期高血压患者应避免疲劳,血压较高、症状明显或伴有其他器官损害的患者应卧床休息。

(2)饮食宜低盐(盐<5~6g/天)、低脂(植物油<25毫升/

天),避免摄入腌制品、动物内脏、动物表皮、肥肉、荤汤、虾籽、鱼子、蟹黄、无鳞鱼、蛋黄、油炸食品等高胆固醇食物,可适当多食水果蔬菜。避免饱餐,少吃零食。

(3)改变不良生活方式,戒烟,限制饮酒(男性<20g纯酒精/天,女性<10g纯酒精/天)。保持生活规律,避免熬夜。肥胖者控制体重,保持在标准体重(标准体重值=身高-105)上下10%的范围内,男性腰围<90cm,女性腰围<85cm。

(4)坚持按时、按量服用降压药物,不可随意增减药量或停药。平日注意避免突然改变体位,如起床、坐位时站起、弯腰拾物时动作宜慢,避免体位性低血压。

(5)适当运动,可选择慢跑、快步走、太极拳等有氧运动,以不出现头晕、气急、心慌等身体不适为原则,避免竞技性、力量型运动,如球类比赛、举重等。

(6)注意心理调节,保持稳定乐观的情绪。

(7)定时测量血压,每日可1~2次,做好记录,定期门诊复查。

问题4:怎样正确测量血压?

测量血压前30分钟内不吸烟、饮用含咖啡因饮品或进行体力活动;端坐位,保持背部紧贴椅背,双脚平放于地板,手臂平放于桌面并与心脏在同一高度,将袖带中央准确置于肱动脉上方;每次测量血压必须间隔1分钟测定2~3次读数计算平均血压。测量血压应遵循四定原则,即定部位(左臂或右臂)、定体位(坐位或平卧位)、定血压计、定时间。

问题5:家庭血压计选择什么类型为佳?

优先推荐上臂式全自动电子血压计,这种血压计比台式水银血压计使用方便,且测量结果较腕式和手指式准确。血压计在使用期间应定期进行校准,每年至少1次,可在购买处或就医处寻求帮助进行校准。

问题6：家庭血压测量的时间和次数以多少为宜？

进行家庭血压监测时，应在每日早（起床后）、晚（上床睡觉前）各测量2~3次，每次间隔1分钟。第一次去医院就诊和治疗早期的患者以及虽经治疗但血压仍较高或不稳定的患者，应在就诊前连续测量5~7天，血压控制良好时，每周测量1天。家庭血压≥135/85mmHg为高血压，<130/80mmHg为正常血压。

问题7：为什么清晨血压很重要？

人一天的血压是不断波动的，早晨是一天中血压最高的时候。清晨时降压药的药效比较薄弱，容易发生心梗、卒中、猝死等心血管事件。并且人们就诊时往往不是在清晨，清晨血压的升高容易被忽视，因此高血压患者应每天监测清晨血压以加强防范。

问题8：怎样正确测量清晨血压？

（1）应在晨起排尿后，洗漱、进食、服药等活动前测量，时间以上午10点前为宜。测量时保持环境安静，不要讲话。

（2）要求患者端坐，背部紧贴椅背，双脚平放于地板，不要交叉双腿。手臂平放于桌面，保持上臂与心脏在同一高度，将袖带中央放于肱动脉上方。有些老年人在改变体位时会出现低血压（体位性低血压），因此，除了监测坐位清晨血压外，老年人还要注意测量站立时的血压。

（3）每次测量血压应测2~3遍，中间间隔1分钟。

问题9：控制清晨血压应在什么时候服药？

大部分高血压患者都是白天血压比较高，血压波动也比较大，所以控制白天血压十分重要，大部分医生都会建议病人在清晨测量血压后服药。而且，对于夜间血压本身就比较低的病人来说，晚上服药更容易引起夜间低血压。所以，高血压药物最好还是清晨服用，如果想要更改服药时间，必须事先咨询医生。

问题10：什么样的药物控制清晨血压比较好？

虽然现在一些降压药物都是一天服用一次，但并不是所有药物控制清晨血压的疗效都一样。只有真正长效、平稳降压的药物，才能更好地控制清晨血压和24小时血压。

问题11：老年高血压管理应注意些什么？

（1）定时测量。坚持每天监测和记录清晨服药前血压，同时注意监测站立时血压。

（2）定时就诊。坚持定期复诊看医生，携带血压记录。

（3）定时服药。坚持服用真正长效、平稳降压、平稳控制清晨血压的降压药物。

问题12：什么是冠心病？冠心病的高危因素有哪些？

冠心病是为心脏供血的血管发生狭窄、阻塞或痉挛，使心肌缺血缺氧或坏死而引起的心脏病。

冠心病的主要危险因素：年龄、性别（多见于40岁以上人群，男性多于女性），脂质代谢异常，高血压，吸烟，糖尿病和糖耐量异常。

冠心病的次要危险因素：肥胖，缺少体力活动，高胆固醇饮食，遗传因素，A型性格。

冠心病是冠状动脉粥样硬化引起的，所以能诱发动脉粥样硬化。高脂血症、高胆固醇血症、高血压、肥胖症、糖尿病、脂肪摄入过多、运动过少、吸烟等病症或不良生活方式都是导致冠心病的危险因素。

问题13：冠心病的治疗方式有哪些？

（1）药物治疗。药物治疗属于传统的治疗方式，也是其他治疗必要的基本治疗。

（2）心脏介入手术。即微创治疗，创伤小，痛苦小，恢复快。通过手腕处动脉插管观察血管的狭窄程度，可在狭窄处通过球囊扩张挤压斑块,扩张血管,也可装入支架,以支撑血管,增加血流量。

（3）搭桥手术。适用于复杂病变需要外科行开胸手术者,创伤较大。

 问题14：冠心病患者如何进行家庭急救？

（1）躺下并放松,舌下含服硝酸甘油1片。
（2）如果5分钟后疼痛没有减轻,可重复用药。
（3）如果仍然感到疼痛,要保持情绪稳定,并立即叫救护车。
（4）如果不能排除心肌梗死,在交通条件允许的情况下,应尽快送至有心脏介入手术条件的医院救治。

 问题15：心绞痛有什么症状？

心绞痛是冠心病最常见的类型,常常在劳累、情绪激动、饱餐、受寒、急性循环衰竭时发生。心绞痛的症状是胸骨后一时性的闷痛或重压感,疼痛呈压榨性,也可表现为紧缩性,可以放射到左肩、左臂内侧及无名指和小指,甚至颈、咽部和牙齿。重者可伴有脸色苍白和出冷汗。病人被迫停止原来的活动,以手摸胸,舌下含服硝酸甘油2~3分钟后症状可以缓解。

问题16：心肌梗死有什么症状？

心肌梗死为严重的冠心病类型。50%~81.2%的病人在发病前数天有乏力、胸部不适、活动时心悸、气急、烦躁、心绞痛等症状,以新发生心绞痛或原有心绞痛加重最为突出。心肌梗死所致胸痛多在清晨发生,尤其是清晨运动和排便时,可有持久的胸骨后剧烈疼痛,时间可达数小时或数天,休息和服用硝酸甘油不缓解。部分病人可有腹痛以及下巴、颈部和背部疼痛等症状,因而容易被误诊为其他疾病。少数病人可无疼痛,一开始发病即丧失意识。因此,若胸痛发作频繁、程度较重、时间较长,服用硝酸酯制剂疗效差时,提示可能有急性心梗,应及时就医。

问题17：心力衰竭有哪些原因？

心脏本身的原因和心脏以外的原因都可引起心力衰竭，如冠心病、高血压病、心脏瓣膜病、心肌病、重度贫血、甲状腺功能亢进、外科手术后并发症等。

问题18：心力衰竭有什么症状？

（1）体力下降，表现为疲乏，不愿活动，休息后仍不能缓解。常有上腹部饱胀感，不思饮食。

（2）心悸胸闷，表现为胸口憋闷，上楼或稍事活动就会出现心慌气短、呼吸困难。平日可出现咳嗽、痰多，夜间睡眠时出现咳嗽、气喘或呼吸困难，坐起或垫高枕头后缓解。

（3）全身浮肿，表现为尿量减少，从足部开始，慢慢发展至下肢，甚至腰臀部，呈对称性，按压后局部皮肤出现凹陷。

问题19：老年心力衰竭患者应注意些什么？

注意保暖，防止感冒，避免过度劳累、情绪激动、输液过快过多。应戒烟酒，饮食宜低盐、清淡、易消化、富营养，每餐不宜过饱，并在医疗人员的指导下进行适当的身体锻炼。应每天测量体重，当发现体重增加或症状恶化时要及时就医。

（顾洁、俞瑾、王晓蕾）

第四章 呼吸系统疾病的护理

问题1：流行性感冒的定义与特点是什么？

流行性感冒（简称流感）是指由流感病毒引起的急性呼吸道传染病。它的特点是潜伏期短、传播速度快、发病率高。典型的临床特点是急起高热、显著乏力，全身肌肉酸痛，而鼻塞、流涕和喷嚏等上呼吸道症状相对较轻。秋冬季节高发。本病具有自限性，但婴幼儿、老年人和存在心肺基础疾病的患者容易并发肺炎等严重并发症而导致死亡。

问题2：流感发生的原因是什么？

流感是由流感病毒所致，该病毒不耐热，100℃1分钟或56℃30分钟灭活，对常用消毒剂敏感（1%甲醛、过氧乙酸、含氯消毒剂等），对紫外线敏感，耐低温和干燥，真空干燥或-20℃以下仍可存活。其中甲型流感病毒经常发生抗原变异，传染性大，传播迅速，极易发生大范围流行。

问题3：老年流感患者在日常生活中应注意些什么？

加强体育锻炼，注意补充营养，保证充足的睡眠和休息，以增强抵抗力。

勤洗手，使用肥皂或洗手液并用流动水洗手；不用污浊的毛巾擦手；双手接触呼吸道分泌物后（如打喷嚏后）应立即洗手。

流感患者在家或外出时应佩戴口罩，以免传染他人。打喷嚏或咳嗽时应用手帕或纸巾掩住口鼻，避免飞沫传染他人。在流感高发期，到医院就诊时也应佩戴口罩。

均衡饮食、适量运动、充足休息，避免过度疲劳。外出时应随温度变化随时增减衣物。根据天气状况适当开窗通风，保持室内空气新鲜。

问题4：流感的症状有哪些？

常突然起病，畏寒高热，体温可达39℃～40℃，多伴头痛、全身肌肉关节酸痛、极度乏力、食欲减退等全身症状，常有咽喉痛、干咳，可有鼻塞、流涕、胸骨后不适等。颜面潮红，眼结膜外眦轻度充血。如无并发症呈自限性过程，多于发病3～4天后体温逐渐消退，全身症状好转，但咳嗽、体力恢复常需1～2周。轻症流感与普通感冒相似，症状轻，2～3天可恢复。

问题5：流感的传播途径、潜伏期如何？

流感主要通过含有病毒的飞沫进行传播，人与人之间的接触或与被污染物品的接触也可以传播。其潜伏期一般为1～7天，多数为2～4天。

问题6：流感的流行病学指的是什么？"大流行"发生的原因是什么？

（1）流感的流行病学包括以下三个方面：

① 传染源。流感患者和隐性感染者是流感的主要传染源。从潜伏期末到发病的急性期都有传染性，其中病初2～3天传染性最强。

② 传播途径。流感主要通过近距离空气飞沫传播（即流感患者在讲话、咳嗽或打喷嚏的过程中，将含有流感病毒的飞沫排放到空气中被周围人群吸入而引起传播），也可通过口腔、鼻腔、眼睛等处黏膜直接或间接接触传播。接触患者的呼吸道分泌物、体液和污染病毒的物品也可能引起感染。

③ 易感人群。人群普遍易感，病后有一定的免疫力，流感病毒常常发生变异，例如甲型流感病毒每隔2～3年就会有流行病学上重要的抗原变异株出现。流感感染率最高的通常是青少年。

（2）"大流行"发生的原因：流感病毒变异产生了新的亚型。甲型流感病毒根据神经氨酸酶和血凝素的不同分为很多种亚型，有些并不能感染人类。但是随着病毒基因的变异或者人流感和禽流感之间的交流，产生了新的可以感染人的流感病毒。人群对这种病毒普遍没有抵抗力，从而造成了"大流行"。

问题7：流感常会继发哪些并发症？

（1）细菌性肺炎。流感起病后2～4天病情进一步加重，或在流感恢复期后病情反而加重，出现高热、剧烈咳嗽、脓性痰、呼吸困难、肺部湿罗音及肺实变体征。

（2）其他病原菌感染所致肺炎。包括衣原体、支原体、嗜肺军团菌、真菌（曲霉菌）等，对流感患者的肺炎经常规抗感染治疗无效时，可考虑真菌感染的可能。

（3）其他病毒性肺炎。在慢性阻塞性肺部疾病患者中发生率高，并可使病情加重。

（4）Reye综合征（瑞氏综合征）。该病症偶见于14岁以下的儿童，主要表现为退热后出现恶心、呕吐，继之有嗜睡、昏迷、惊厥等神经系统症状，肝大等。

（5）心脏损害。心脏损伤不常见，主要有心肌炎、心包炎。重症病例可出现心力衰竭。

（6）神经系统损伤。

（7）肌炎和横纹肌溶解综合征。罕见。主要症状有肌无力、肾衰竭。

 问题8：抗流感病毒的主要药物有哪些？其作用机制是什么？使用的原则是什么？

（1）神经氨酸酶抑制剂。作用机制是阻止病毒由被感染细胞释放和入侵邻近细胞，减少病毒在体内的复制，对甲、乙型流感均具活性。在中国上市的有两个品种，即奥司他韦和扎那米韦。大量临床研究显示，神经氨酸酶抑制剂治疗能有效缓解流感患者的症状，缩短病程和住院时间，减少并发症，节省医疗费用，并有可能降低某些人群的病死率，特别是在发病48小时内早期使用效果尤其明显。

（2）M2离子通道阻滞剂。作用机制是阻断流感病毒M2蛋白的离子通道，从而抑制病毒复制，但仅对甲型流感病毒有抑制作用。包括金刚烷胺和金刚乙胺两个品种。神经系统不良反应有神经质、焦虑、注意力不集中和轻度头痛等，多见于金刚烷胺；胃肠道反应有恶心、呕吐，大多比较轻微，停药后可迅速消失。此两种药物易发生耐药。

抗流感病毒药物的使用原则是：坚持预防隔离与药物治疗并重、对因治疗与对症治疗并重。应在发病36小时或48小时内尽早开始抗流感病毒药物治疗。虽然有资料表明发病48小时后使用神经氨酸酶抑制剂亦有效，但是大多数研究对早期治疗疗效更为肯定。

问题9：流感患者除了药物治疗外还应注意些什么？

（1）一般对症治疗。卧床休息，多饮水，给予流质饮食，适宜营养，补充维生素，进食后以温开水或温盐水漱口，保持口鼻清洁，全身症状明显时予以抗感染治疗。

（2）支持治疗和预防并发症。注意休息、多饮水、增加营养，给易于消化的饮食。维持水电解质平衡。密切观察、监测并预防治疗并发症。

（3）合理应用有关药物。流感是一种常见的病毒感染性疾病，对于流感病毒的治疗，抗生素是没有作用的，因此在没有合并细菌感染迹象的情况下不得使用抗生素，否则易引起二重感染或耐药菌的产生。如果存在继发细菌感染，则须及时使用抗生素。由于发热是流感的突出症状，解热剂阿司匹林的应用又可招致瑞氏综合征的发生，所以在处理流感患者发热时宜选用物理降温，尽量避免大剂量阿司匹林的应用。

问题10：患了流感的老年人该如何进行隔离？

流感在人群中流行起来，必须同时具备传染源、传播途径、易感人群三个基本环节。因此只需切断上述三个环节中的一个即可起到作用。

（1）患者尽量单间居住，减少与共同居住者的接触机会。使用卫生间后，立即通风、清洁和消毒，咳嗽和打喷嚏时应使用纸巾保护遮掩口鼻。在接触呼吸道分泌物后应当洗手。在家庭共同区域活动时须戴外科口罩。患者发病后至少在家中隔离观察7天，或至流感症状消失后24小时，以两者之间较长者为准。隔离观察期间,患者不应外出;如确需外出(如到医院就诊)则须戴外科口罩。

(2)医护人员要做好飞沫预防措施。戴外科口罩,穿隔离衣;接触患者前戴手套,摘手套后应洗手或手部消毒;正确处置医疗物品。如需近距离(1米内)接触患者,应戴医用防护口罩。口罩大小必须完全遮盖住口鼻,佩戴时尽可能缩小面部与口罩之间的缝隙。尽量保持口罩干燥,潮湿后必须更换。

(3)家庭成员,尤其是流感高危人群应尽可能避免与流感患者接触。所有家庭成员与患者密切接触时要注意个人卫生,并做好个人防护。直接接触患者后,或处理患者使用过的物品、接触呼吸道分泌物后,应当消毒双手。尽可能相对固定1名家庭成员照顾,接触患者的家庭成员外出时应戴外科口罩,减少传播疾病的可能。社区患者居家休息和隔离治疗期间,应密切观察自己和其他家庭成员的健康状况。一旦家庭成员出现继发性发热和急性呼吸道感染等异常症状,应及时向当地疾控机构报告。患者使用过的毛巾、手帕和纸巾等物品要妥善处理,放入单独垃圾袋。患者使用的餐具、衣物应单独清洗,单独使用。保持家庭物品表面清洁,定期用75%酒精擦拭家具、日用品和玩具等物体的表面。房间勤通风。

问题11:如何护理老年流感患者?

(1)让患者卧床休息,多饮水,给予流质饮食,适宜营养,补充维生素,进食后以温开水或温盐水漱口,保持口鼻清洁,全身症状明显时予抗感染治疗。

(2)对于发热39℃以上的老人,可采用头部冷敷、温水擦浴、酒精擦浴的方法退热;或在医生指导下使用退热药和清热解毒的中药。

(3)居室经常通风换气,这样既能使居室内空气新鲜,又可以达到消毒的目的。

(4)患者宜食用易消化饮食,应避免食用生、冷、硬、辛辣、刺激的食物。此外患病期间应加强营养,以促进机体状态恢复。病情痊愈后可恢复正常饮食。

（5）感冒时除非出现黄脓鼻涕，同时伴有发热，不宜自行服用抗生素。当感冒症状严重或者并发其他症状时，应及时就诊，在明确有细菌感染或者有并发症时，在医生的指导下选择抗生素。

（6）消毒隔离。及时隔离治疗流感患者是减少发病和传播的有效措施。发生"大流行"时必须减少或停止大型集会和文娱活动。患者的餐具、用具及口罩等可煮沸；衣物可曝晒2小时。流行期公共场所应加强通风，并用乳酸熏蒸或含氯消毒液喷洒。

问题12：老年人也可以接种流感疫苗吗？

接种流感疫苗是其他方法不可替代的预防流感及其并发症的最有效手段。疫苗必须每年接种方能获得有效保护，疫苗毒株的更换由世界卫生组织根据全球监测结果来决定。60岁以上的老人是优先接种人群。

建议敬老院、疗养院等机构的工作人员也接种流感疫苗。但是老年人中对卵蛋白或任何疫苗过敏者，中、重度急性发热者，曾患格林巴利综合征者以及医师认为不能接种流感疫苗的其他老年人则不能接种流感疫苗。

问题13：老年人在日常生活中预防流感的方法有哪些？

老年人用食醋消毒法预防流感效果较好，并可与药物预防结合使用。

（1）个人防护口、鼻洗漱法。食醋1份加开水1份等量混合，待温，于口腔及咽喉部含漱，然后用剩余的食醋冲洗鼻腔，每日早、晚各1次，流行期间连用5天。

（2）空间消毒法。这种方法适用于家庭住房，将食醋1份与水1份混合，装入喷雾器，于晚间休息前紧闭门窗后喷雾消毒。新式房屋或楼房以每立方米空间喷原醋2～5毫升为宜，老式房屋每间按50～100毫升为宜，隔天消毒1次，共喷3次。在流行严重期间或家庭内部已出现病员的情况下，食醋的用量要增至每间房

150~250毫升。

（3）住宅熏蒸（煮）法。将门窗紧闭，把醋倒入铁锅或砂锅等容器，以文火煮沸，使醋酸气体充满房间，直至食醋煮干，等容器晾凉后加入清水少许，溶解锅底残留的醋汁，再熏蒸，反复3遍；食醋用量为每间房屋150毫升，严重流行高峰期间可增加至250~300毫升，连用5天。

注意：上述两种空气消毒法可根据条件任意选择，都很简便，也都具有消毒的实效。

除吃药预防以及实行个人口鼻腔消毒预防、环境空气消毒外，还要注意在流感流行期间少去公共场所，减少感染机会。

要注意体育锻炼，保证休息，增强体质。加强营养以提高自己的身体抵抗力也是预防流感的重要措施。

问题14：老年流感患者饮食方面有哪些注意事项？

老年人患流感后，宜清淡饮食，进食易消化、富含维生素的食物。同时应注意多饮水，以白开水为主。

（1）禁吃咸食。食用咸食后易使致病部位黏膜收缩，加重鼻塞、咽喉不适等症状；而且过咸的食物容易生痰，刺激局部引起咳嗽加剧。

（2）禁食甜、腻食物。甜味能助湿，而油腻食物不易消化，故感冒患者应忌食各类糖果、饮料、肥肉等。

（3）禁食辛热食物。辛热食物易伤气灼津，助火生痰，使痰不易咳出，故感冒患者不宜食用，尤其葱一定要少吃。

（4）不宜吃烧烤煎炸的食物。此类食物气味刺激呼吸道及消化道，易导致黏膜收缩，使病情加重，而且也不易消化。同时还应忌烟酒。

问题15：什么是慢性阻塞性肺疾病？

这是一种具有气流受限特征的疾病，可以预防和治疗，气流受限不完全可逆，呈进行性发展，与肺部对香烟烟雾等有害气体或有害颗粒的异常炎症反应有关。

问题16：慢性阻塞性肺疾病与慢性支气管炎、阻塞性肺气肿的关系是什么？

慢性阻塞性肺疾病与慢性支气管炎、肺气肿密切相关。当慢性支气管炎和(或)肺气肿病人的肺功能检查出现气流受限并且不能完全可逆时，则为慢性阻塞性肺疾病。

问题17：慢性阻塞性肺疾病的病因有哪些？

慢性阻塞性肺疾病的病因包括吸烟、职业性粉尘和化学物质、空气污染、感染、蛋白酶-抗蛋白酶失衡、氧化应激、炎症机制、自主神经失调、年龄、营养因素、遗传等。

问题18：慢性阻塞性肺疾病的症状有哪些？

该病的主要症状有：呼吸困难进行性加重、活动后加剧，慢性咳嗽，咳痰，呼吸困难，喘息，胸闷，体重下降、食欲减退等。

问题19：慢性阻塞性肺疾病患者的病程是怎样分期的？

（1）急性加重期。短期内咳嗽、咳痰、气短和(或)喘息加重、脓痰量增多，可伴发热等症状。

（2）稳定期。咳嗽、咳痰、气短症状稳定或轻微。

问题20：慢性阻塞性肺疾病的并发症有哪些？

该病的主要并发症有：慢性呼吸衰竭、自发性气胸、慢性肺源性心脏病。

问题21：慢性阻塞性肺疾病患者诊断的必备条件是什么？

不完全可逆的气流受限是诊断该病的必备条件。

问题22：什么是三凹征？

三凹征是指吸气时胸骨上窝、锁骨上窝、肋间隙出现明显凹陷,是上部气道部分梗阻所致的吸气性呼吸困难。

问题23：什么是长期家庭氧疗?

长期家庭氧疗是指一昼夜吸入低浓度氧15小时以上并持续较长时间,使 $PaO_2 \geq 60mmHg$ 或 $SaO_2 \geq 90\%$ 的一种氧疗方法。具体做法是鼻导管吸氧,氧流量为 $1\sim 2L/min$。

问题24：长期家庭氧疗的适应证有哪些?

长期家庭氧疗适用于Ⅲ级重度慢性阻塞性肺疾病病人,具体指征为 $PaO_2 < 55mmHg$ 或 $SaO_2 < 88\%$,有或没有高碳酸血症;$PaO_2 55\sim 70mmHg$ 或 $SaO_2 < 89\%$,并有肺动脉高压、心力衰竭、水肿或红细胞增多症。

问题25：对长期家庭氧疗的老年病人和家属应做哪些指导?

（1）指导相关病人及家属了解氧疗的目的。氧疗能够提高患者的血氧含量及动脉血氧饱和度,纠正缺氧。长期氧疗可以对伴有慢性呼吸衰竭的慢性阻塞性肺疾病病人的血液流动、运动能力、肺生理和精神状态产生有益影响,从而提高其生存率。

（2）指导相关病人及家属了解氧疗的注意事项。

① 根据患者的病情,指导患者进行有效呼吸。

② 告知患者不要私自摘除鼻导管或者调节氧流量。

③ 告知患者当感到鼻咽部干燥不适或者胸闷憋气时,应当及时通知医护人员。

（3）注意安全,供氧装置周围严禁烟火,防止氧气燃烧爆炸。

（4）氧疗装置定期更换、清洁、消毒。

问题26：什么是氧疗的有效指标?

氧疗的有效指标主要有呼吸困难减轻、呼吸频率减慢、发绀减轻、心率减慢、活动耐力增加。

问题27：呼吸功能锻炼有哪些方法？

呼吸功能锻炼包括腹式呼吸和缩唇呼吸。

问题28：腹式呼吸和缩唇呼吸的方法及注意事项有哪些？

腹式呼吸的具体方法为：让病人取立位、平卧位或者半卧位，两手分别置于前胸部和上腹部，用鼻缓慢吸气时，膈肌最大程度下降，腹肌松弛，腹部凸出，手能感到腹部向上抬起。呼气是经口呼出，腹肌收缩，膈肌松弛，膈肌随腹腔内压增加而上抬，推动肺部气体排出，手能感到腹部下降。

缩唇呼吸的具体方法为：通过缩唇形成的微弱阻力来延长呼气时间，增加气道压力，延缓气道塌陷。病人闭嘴经鼻，然后通过缩唇缓慢呼气，同时收缩唇部，吸气与呼气的时间比为1∶2或1∶3，缩唇的程度与呼气流量以能使距口唇15~20cm处、与口唇等高水平的蜡烛火焰随气流倾斜又不至于熄灭为宜。

腹式呼吸和缩唇呼吸的注意事项主要有：在腹部放置小枕头或书，吸气时物体上升；缩唇呼吸和腹式呼吸每天训练3~4次，每次重复8~10遍；只能在疾病恢复期如出院前进行训练。

知识链接：呼吸困难分级

可通过以下指标对患者进行呼吸困难分级：

0级：除非剧烈运动，无明显呼吸困难。

1级：当快走或上缓坡时有气短。

2级：因呼吸困难而比同龄人步行慢，或以自己的速度在平地上行走时需要停下来呼吸。

3级：在平地上步行100米或数分钟后需要停下来呼吸。

4级：明显的呼吸困难而不能离开房间，患者穿脱衣服即可引起气短。

问题 29：使慢性阻塞性肺疾病老年患者保持呼吸道通畅的护理措施有哪些？

（1）气道湿化。痰多黏稠、难以咳出的病人须多饮水，以达到稀释痰液的目的；也可遵医嘱每天进行雾化吸入。

（2）有效咳痰。如晨起坐位，头略前倾，双肩放松，屈膝，前臂垫枕，如有可能应使双足着地，以利于胸腔的扩展，增加咳痰的有效性。咳痰后恢复坐位，进行放松性深呼吸。

（3）协助排痰。协助给予胸部叩击和体位引流，有利于分泌物的排出。也可用特制的按摩器协助排痰。

问题 30：老年患者如何留取痰液标本？

留取痰液标本必须采集来自下呼吸道的分泌物，并防止外来污染。

具体采集方法和注意事项为：留取晨起第一口痰，先用清水漱口三次，用力咳出深部痰液，盛入加盖的无菌容器中，尽快送检，一般不超过 2 小时。如病人无痰，可用高渗盐水雾化吸入导痰，痰液标本采集应尽可能在抗生素使用（或更换）前进行。

问题 31：慢性阻塞性肺疾病患者在稳定期的治疗原则是什么？

减轻症状，阻止病情发展、缓解或阻止肺功能下降，改善病人的活动能力、提高生活质量，降低死亡率。

问题 32：慢性阻塞性肺疾病患者稳定期治疗中支气管扩张的药物有哪些？

（1）β2 肾上腺素受体激动剂：沙丁胺醇气雾剂。

（2）抗胆碱能药：异丙托溴铵气雾剂。

（3）茶碱类：茶碱控释片，氨茶碱。

以上药物必须在医生的指导下使用。

问题33：茶碱类药物在慢性阻塞性肺疾病治疗中的作用有哪些？

不仅有支气管扩张作用，还有改善心搏血量，扩张全身和肺血管、增加水、钠排出，兴奋中枢神经系统，改善呼吸肌功能及某些抗炎等多方面治疗作用。

问题34：慢性阻塞性肺疾病患者如何进行康复治疗？

（1）学会判断呼吸困难的严重程度，以便合理安排工作和生活。

（2）制定个体化锻炼计划。晚期患者主要以身体前倾位卧床休息为主，视病情安排适当的活动，如缩唇呼吸和腹式呼吸；早期病人可进行步行、慢跑、气功等体育锻炼。

实施6分钟步行训练有利于慢性阻塞性肺疾病患者的康复，具体内容为：

（1）环境及设备。没有交通障碍的连续跑道，最小长度以25米为限，也可以是30米，距离标记（每3米设1处醒目标记），掉转方向标志工具以及计时器、两个小椎体用以标志转身返回点、一把可以沿步行路线灵活移动的椅子、氧气、血压计、除颤仪、抢救车、Borg量表。

（2）试验内容。受试者听到开始口令后立即开始步行，必要时工作人员可以在受试者身后轻轻步行，定时告知剩余时间，并给予一些鼓励性话语。

（3）记录内容。测试结束时，做标记，测量长度，记录步行距离，即记录患者在平直坚硬的走廊内6分钟行走的最大距离，记录SPO_2、HR、R、BP、受限症状和Brog。试验结束后，受试者至少应在检查室休息15分钟。

（4）6分钟步行训练的参考值为：健康人为400～700米，<50米者为重度心功能不全，150～425米者为中度心功能不全，425～550米者为轻度心功能不全。

（5）标准的鼓励性话语有利于提高患者训练的积极性。如训练 1 分钟后说"干得好,还剩下 5 分钟",2 分钟后说"继续走,您还有 4 分钟",3 分钟后说"干得很好,你已经完成了一半",4 分钟后说"继续坚持走,只剩下 2 分钟",5 分钟后说"干得非常好,剩下最后 1 分钟"。

（6）Brog 量表(主要用于记录患者运动时的呼吸努力程度)。正常;非常非常轻微(刚刚能察觉到);非常轻微;轻微(轻度);中度;有些严重;严重(重度);非常严重;8～10 非常非常严重(最大)。

问题 35：老年慢性阻塞性肺疾病患者的病情观察包括哪些方面？

（1）观察咳嗽剧烈程度、咳痰是否通畅及痰液的量、色、味。

（2）观察有无发绀和呼吸困难及其严重程度。

（3）观察营养状况(定期监测体重,观察是否有水肿)、肺部体征。

（4）观察有无并发症,如慢性呼吸衰竭、自发性气胸、慢性肺源性心脏病等。

（5）监测动脉血气,分析水、电解质和酸碱平衡情况。

（6）发现病人神志淡漠、嗜睡、躁动等,均提示病情变化或加重,须及时就医。

问题 36：慢性阻塞性肺疾病患者在饮食方面有哪些注意事项？

（1）高热量、高蛋白、高维生素。

（2）少量多餐,避免餐前和餐时过多饮水。

（3）餐后避免平卧,有利于消化。

（4）腹胀者进软食,避免摄入产气及易引起便秘的食物。

问题 37：如何预防慢性阻塞性肺疾病的发生？

① 避免或减少有害粉尘、烟雾或气体的吸入,包括避免吸烟。

② 预防呼吸道感染,包括病毒、支原体或细菌感染。

③ 对慢性支气管炎患者的肺通气功能(FEV1、FEV1/FVC 及 FEV1%)进行监测,及早发现慢性支气管炎气流阻塞的发生,以便及时采取措施。

④ 支气管扩张剂。

⑤ 吸入皮质激素治疗。

⑥ 长期氧疗(>15h/d)适用于慢性呼吸衰竭患者。

⑦ 提高患者的生活水平,避免环境污染,加强卫生宣教和改善工作条件与卫生习惯、加强营养等对防治慢性阻塞性肺疾病有重要意义。

问题38：信必可及舒利迭等干粉吸入器的使用方法和注意事项有哪些？

信必可的使用方法为：旋转并拔出瓶盖,确保红色旋转柄在下方。拿直都保,握住底部红色部分和中间部分向某一方向旋转到底,即完成一次装药。在此过程中,会听到"咔嗒"一声。先呼气(勿对吸嘴呼气),将吸嘴含于口中,双唇包住吸嘴用力深长地吸气,然后将吸嘴从嘴部移开,继续屏气5秒后恢复正常呼吸。

舒利迭的使用方法为：一手握住准纳器的外壳,另一手拇指向外推动准纳器的滑动杆直至发出"咔嗒"声,表明收纳器已经做好吸药准备。握住准纳器并使远离嘴,在保证平稳呼吸前提下,尽量呼气。将吸嘴放入口中,深深地、平稳地吸气,将药物吸入口中,屏气约10秒。拿出准纳器,缓慢恢复呼气,关闭准纳器(听到"咔嗒"声表示关闭)。需要注意的是,吸入药物后,请不要忘记漱口。不要对着都保吹气,避免内部潮湿。不要用水或其他液体擦洗都保,定期用干纸巾擦拭吸嘴。

问题39：胸部叩击的实施方法有哪些？

实施胸部叩击前必须先评估有无气胸、肋骨骨折、咯血等禁忌证。

胸部叩击的实施方法为：协助患者侧卧或者坐位,双手手指弯曲并拢,呈杯状,以手腕的力量,自下而上、由外向内,迅速有节律地叩击胸壁。叩击频率为 120~180 次/min。

注意：每次叩击应在餐后 2 小时或餐前 30 分钟进行,叩击时间为 5~15min。叩击应避开乳房、心脏、骨突出。

（钱红英）

第五章　消化系统疾病的护理

 问题1：什么是嗳气与反酸？

嗳气是指胃内气体自口腔溢出,多提示胃内气体较多。频繁嗳气可能与进食过急过快、吞咽动作过多、精神因素等有关,也可见于胃食管反流病、胃十二指肠或胆道疾病。

反酸是因胃肠道逆蠕动增强和贲门功能不全,酸性胃内容物反流至食管及口腔所致。多见于胃食管反流病、消化性溃疡。

 问题2：老年人恶心、呕吐时怎么办？

当老年人出现恶心、呕吐时,护理人员应鼓励病人做深呼吸,尽可能让其坐起或侧卧位,膝部弯曲,头偏向一侧,以免呕吐物被吸入呼吸道导致窒息。

应及时将呕吐物清理干净,以免秽浊气刺激病人而诱发再次呕吐。必要时留取适量呕吐物送化验。

呕吐后及时让其用温开水漱口。对于卧床不能自理的老人,呕吐后应给予口腔清洗,避免呕吐物对咽喉部及上颚部的刺激。

呕吐时应注意病人安全,防止跌倒、坠床等意外发生。

呕吐后应观察呕吐物的颜色、性状、量、气味、时间及呕吐时的感觉。不宜立即进食,应在休息片刻后给予清淡饮食,少量多餐,避免辛辣、油腻、刺激性食物。

保持房间内空气新鲜,通风良好,避免紧张、恐惧等心理。

 问题3：不同的呕吐物颜色和气味可能提示哪些疾病信息?

呕吐隔餐或隔日食物,并伴有酸臭味,提示有幽门梗阻或急性胃炎。

呕吐物呈咖啡色,提示上消化道出血,可能有消化道溃疡或胃癌的发生。

呕吐物为黄绿色苦水,提示十二指肠梗阻或空肠梗阻。

呕吐物有粪臭味提示低位肠梗阻。

 问题4：如何判断大便是否正常?

正常人每日排便1次,约100~300g,为黄褐色圆柱形软便。如出现以下颜色的大便则提示机体可能出现了病变。

（1）鲜血便。提示下消化道病变,可能是直肠息肉、直肠癌、肛裂、痔。

（2）柏油样便。常见于上消化道出血,通常是胃和十二指肠出血,血液通过肠道,在肠道细菌作用下,血液中的铁变成硫化铁而呈黑色,大部分和十二指肠溃疡出血,胃炎、肝硬化合并食管胃底静脉曲张破裂、胃癌等病症有关。

（3）白陶土样便。可能是黄疸,或由于结石、肿瘤、蛔虫等引起胆道梗阻。

（4）脓性及脓血便。可能是细菌性痢疾、溃疡性结肠炎、局限性肠炎、结肠癌、直肠癌。

（5）黏液便。小肠炎症时黏液与大便混合,大肠病变黏液与大便不易混合,直肠病变黏液附着于大便表面。

（6）稀糊状便或水样便。见于各种感染和非感染性腹泻。

（7）细条样便。有可能是直肠癌。

因食用的食物不同,大便亦有改变。如食用含蛋白质丰富的食物时,大便有臭味、稍硬、成块,色稍淡,呈棕黄或浅黄色;食用糖类丰富食物者的大便呈棕绿色,有恶臭味,软或半液体状;食用动物内脏或猪血者,其大便颜色发黑,没有光泽。

问题5：老年人腹泻该怎么处理?

正常人的排便习惯大多是每日1次,也有人每天2~3次或每2~3天1次,只要大便的性状正常均属于正常现象。排便次数多于平日习惯的频率,大便稀薄或大便中含水量超过80%,则可认为是腹泻,多数人1~2天很快好转,而有些人则病程较长,可伴有发热、乏力、直肠出血等。

老年人发生腹泻时应观察其排便次数,大便的量、性状、颜色、气味,有无腹痛及疼痛部位,有无里急后重、恶心呕吐、发热等,并做好记录。

腹泻者应注意精神状况,注意安全,每次便后起身时动作应缓慢,避免跌倒。还要注意休息,必要时可卧床,以减少胃肠蠕动及体力消耗。

腹泻时应注意腹部保暖,每次便后应做好肛周护理。如使用的手纸要柔软,擦拭动作要轻柔,便后用温水清洗肛周皮肤,必要时给予鞣酸软膏外涂。

饮食宜清淡、易消化,可进食无渣流质或半流质食物,禁食生冷食物及含纤维素多的蔬菜。

病情严重者须及时去医院就诊,给予胃肠外营养,以使肠道得到休息。

问题6：老年人便秘怎么办?

便秘是指排便次数减少,大便干硬和(或)排便困难。其中排便次数减少是指每周排便少于3次;排便困难是指排便费力、排出困难、排便不尽感、排便费时以及需要手法辅助排便。慢性便秘的病程至少为6个月。

便秘主要是由生活、饮食及排便习惯的改变以及心理因素等原因导致的,如果不纠正这些起因,治疗效果往往较差。药物治疗只是临时之举,长期依赖泻药更是只会逐渐加重便秘程度,所以,老年人应从以下几个方面来预防便秘:

(1) 养成良好的排便习惯,不管有无便意,每日定时排便(最好是早晨),以此作为条件反射的信号,从而养成良好的排便习惯。

(2) 选择适合自己的体育运动,以促进全身的血液循环,增强胃肠蠕动,减少便秘的发生。

(3) 长期卧床的老年人可做腹部按摩,由右上腹向左下腹轻轻推按,以促进肠道蠕动。

(4) 适当多饮水,每天早晨空腹时最好能饮一杯温开水或蜂蜜水,以增加肠道蠕动,促进排便。平时也应多饮水,不要等到口渴时才喝水。

(5) 宜多食用富含纤维的食物,以刺激和促进肠道蠕动,粗粮、干豆、蔬菜、水果、麦麸等食品均富含膳食纤维。芝麻和核桃仁有润肠作用,可适当多吃一点;或适当增加豆油、花生油等烹调用油量。限制强烈刺激性食品的摄入,如辣椒、芥末等。

(6) 精神紧张、焦虑等不良情绪可导致或加重便秘,因此要保持心情舒畅,不要生气上火,以避免便秘的发生。

(7) 选用适当的通便药物,包括渗透性通便剂,如杜秘克、果导片;软化粪便和刺激排便的药物,如开塞露和甘油栓。

问题7: 什么是消化性溃疡?

消化性溃疡主要是指胃肠道黏膜被自身消化而形成的溃疡,可发生于食管、胃、十二指肠、胃-空肠吻合口附近以及含有胃黏膜的 Meckel 憩室内。以胃溃疡和十二指肠溃疡最为常见。胃溃疡多见于中老年,十二指肠溃疡发病的年龄一般比胃溃疡早 10~20 年。秋冬或冬春之交是消化性溃疡的好发季节。

问题8: 老年人消化性溃疡有哪些特点?

老年人消化性溃疡症状多不典型,常无症状或症状不明显。

可表现为无规律的中上腹痛,呕血和(或)黑便,消瘦。很少发生节律性痛,夜间痛及反酸。

老年人胃溃疡的发生率多于十二指肠溃疡,且多位于胃体上部,巨大溃疡多见,容易误诊为胃癌;易并发大出血,常常难以控制。

长期服用单纯非甾体抗炎药(NSAIDs)的老年人易患巨大溃疡(直径大于 2cm 的溃疡)。溃疡常位于后壁,易穿透,疼痛剧烈而顽固,多放射至背部。

问题 9：消化性溃疡患者的用药注意事项有哪些?

抗酸药如氢氧化铝凝胶、达喜(铝碳酸镁片)应在餐后 1 小时及睡前服用。服用片剂时应嚼服或碾碎后服,服用乳剂前应充分摇匀。酸性的食物及饮料不宜与抗酸药同服,抗酸药应避免与奶制品同服,因为两者相互作用可形成络合物。

胃动力药应在餐前 1 小时及睡前 1 小时服用。

胃黏膜保护药应在餐前服用。

如若同时服用降压药则应在饭后服用,因为降压药可使胃酸分泌增多,从而加重溃疡或使已愈合的溃疡复发。

按医生要求用药,不要频繁换药,坚持按疗程服药。

问题 10：消化性溃疡患者如何进行预防保健?

养成良好的饮食习惯,进食时要细嚼慢咽,以增加唾液分泌,减少胃酸和胆汁分泌,有利于胃的保护。

消化性溃疡患者需要保持足够的热量,摄入充足的蛋白质、适量的脂肪和丰富的维生素及纤维素,如蛋类、乳类、瘦肉、动物肝脏、果汁等,以利于损伤组织的修复和溃疡面的愈合。

避免刺激性食物,忌食强刺激胃酸分泌的食物和调味品,如浓茶、浓咖啡、浓肉汤、辣椒、酒等。避免吸烟,因为吸烟可引起黏膜血管收缩,抑制胰液、胆汁的分泌,降低十二指肠中和胃酸的能力;另外,吸烟还会使胆汁反流,致使胆汁中的胆盐刺激胃黏膜,加重溃疡。

禁服各种诱发溃疡的药物,如非甾体类消炎药、阿司匹林、皮质激素类固醇、利血平等。因为这些药物能直接损害胃黏膜,刺激胃酸分泌增多,诱发或加重溃疡。

问题11：什么是脂肪肝?

脂肪肝是由各种原因引起的肝细胞内脂肪堆积过多的病变。正常肝脏内脂肪占肝重的3%~4%,如果脂肪含量超过肝重的5%即为脂肪肝,严重者脂肪量可达40%~50%,脂肪肝的脂类主要是三酰甘油。产生脂肪肝最常见的原因有肥胖、糖尿病和肝炎后期并发症。

问题12：为什么老年人好发脂肪肝?

中老年人的新陈代谢功能在逐渐衰减,运动量也往往随之减少,性激素水平失衡,内分泌失调,肝脏代谢功能衰退,均易引发体内脂肪蓄积,脂肪肝也随之相应增多。

问题13：脂肪肝老年患者应如何做好自我保健?

1. 合理膳食

饮食结构合理,保证营养平衡,杜绝暴饮暴食,注意优质蛋白质、维生素的摄入。

（1）适当热量,应吃一些低糖类食物,不要吃富含单糖和双糖的食品,如高糖糕点、冰淇淋、干枣和糖果等。

（2）低脂饮食,尽可能吃含不饱和脂肪酸的食物,如橄榄油、菜籽油、茶油等;尽量少吃含饱和脂肪酸的食物,如猪油、牛油、羊油、黄油、奶油等。

（3）限制胆固醇的摄入,如少吃动物内脏、脑髓、蛋黄、鱼卵、鱿鱼等。

（4）注意充分合理饮水,成人每日须饮水2000毫升,老年人1500毫升,肥胖者每日饮水量2200~2700毫升。饮用水的最佳选择是白开水、净化水、矿泉水以及清淡的茶水等,切不可以各种饮料包括牛奶、咖啡等代替饮水。如果是营养过剩所致脂肪肝的老年患者,饭前20分钟饮水可帮助降低食欲,减少进食量,有助于减肥。

(5)改掉不良的进食习惯,有规律饮食,戒酒,避免过量的摄食、吃零食、吃夜宵,不宜过分追求高品位、高热量、调味浓的食物,进食速度也不宜过快。

2. 加强锻炼

选择以锻炼全身体力和耐力为目标的全身性低强度动态运动,也就是有氧运动,比如慢跑、中快速步行、骑自行车、打羽毛球、做广播操和游泳等(中等强度活动时心率控制在100～120次/min,低强度活动时则为80～100次/min)。

运动锻炼最好选择在下午或晚上进行,散步的最佳时间是晚饭后45分钟,此时热量消耗最大,减肥的功效也最好。老年人晚上最好不要独自外出,注意人身安全。

3. 药物治疗

到目前为止,尚无防治脂肪肝的有效药物,一般选用保护肝细胞药物、去脂药物及抗氧化剂等,如维生素B、C、E、卵磷脂、熊去氧胆酸等。应注意必须在医生指导下选用,切不可滥用药物。

问题14:什么是药物性肝损害?

肝脏是人体最大的化工厂、最大的消化腺、最重要的代谢器官,药物大多数经肝脏代谢。药物性肝损,是指由一种或多种药物引起的不同程度肝脏损害,可发生在以往没有肝病史的健康人或原来就有严重肝病的患者中。通常发生在用药后5～90天。近年来,随着药物种类的不断增加,药物性肝损害的发生率也相应增加。有资料表明,植物药、中药和草药所引起的肝损害也颇多见,应予以重视。

问题 15：造成药物性肝损害的原因有哪些？

（1）某些药物在未经肝脏代谢之前，本身对肝脏有直接的损害作用。

（2）某些药物在代谢之前对肝脏没有直接损害，但是其在代谢过程中所产生的代谢产物对肝脏有损害。

（3）药物在人体中的代谢存在明显个体差异，同样的药物、同样的剂量对某些人无明显肝脏损害，但对于另外一些人则可能造成严重的不良反应和肝脏损害。

 问题 16：如何预防药物性肝损害？

药物性肝损害是一种医源性疾病，应提高警惕，尽量把发生率降至最低。一般必须注意以下几点。

（1）注意安全用药，严格遵守药物使用的剂量、疗程。用药种类过多、剂量过大、时间过长，都会加重肝脏负担。即使是保护肝脏的药物，也要在医生的指导下使用。

（2）了解有无药物性肝损害的易患因素。

（3）尽量避免同类药物的重复使用。

（4）用药期间严密监测肝功能并做肝脏 B 超检查。

（5）一旦出现肝功能异常，应立即停药，并避免再次使用相同或化学结构相似的药物。

问题 17：老年肝硬化病人的饮食原则有哪些？

（1）食谱应多样化，少量多餐，讲究色、香、味及软烂可口易消化。

（2）食物应具有充足的热量，以碳水化合物为主，以减少对蛋白质的消耗，减轻肝脏负担，有利于组织蛋白的合成。

（3）适量供给蛋白质，一般每日 100～200g。避免进食动物高蛋白，以适当进食植物蛋白为宜。

（4）脂肪的供给不宜过多，肝硬化的肝脏会减少胆汁的合成和分泌，从而使脂肪的消化和吸收受到严重影响。脂肪每日以供给40~50g且以含不饱和脂肪酸的植物油为好。

（5）维生素供应要丰富，多吃富含维生素的蔬菜、水果、粗粮、蛋黄、瘦肉等。保持大便通畅，每日1~2次，以保持肠道内氨的及时清除。适当补充维生素和益生菌，如维生素C、维生素B_2、维生素K和嗜酸乳杆菌等，以稳定机体内环境。

（6）食盐摄入要适量。食盐的每日摄入量以不超过1.0~1.5g为宜，饮水量也要限制在2000毫升以内。对于严重腹水或水肿者，每日食盐的摄入量应严格控制在500mg以下，水的摄入量在1000毫升以内。

（7）必要时及时补钾。当食欲下降或者呕吐、腹泻时，要及时补钾，如饮用鲜黄瓜汁、苹果汁等，避免发生低钾性碱中毒而导致肝性脑病。

（8）食物宜细软。已有食管静脉曲张者，平时食物应做得细烂些，避免食用过于粗糙的食物，严禁食用坚硬带刺类食物，如带刺的鱼肉、带骨的鸡肉以及坚果等，以防刮伤曲张的食道静脉或胃底静脉，导致上消化道大出血。

（9）禁止饮酒。酒精主要是通过肝脏进行代谢而排出体外，饮酒会加重肝脏负担。饮酒还会引起上腹不适、食欲减退和蛋白质与维生素B族缺乏。另外，酒精对肝细胞有直接毒性作用。

（10）远离铁制剂营养品。除非是出血后的明显贫血，否则一般肝硬化患者应避免服用含有铁制剂的营养品或矿物质，因为铁剂具有加重肝脏硬化的作用。

问题18：如何护理肝硬化腹水的老年患者？

（1）肝硬化腹水老年患者的体位护理非常重要。轻度腹水者可采取平卧位，抬高下肢，以增加肝、肾的血流量；大量腹水者取半卧位，使横膈下降，以利于呼吸运动，减轻呼吸困难和心悸；阴囊水肿者可用托带或柔软毛巾托起阴囊，以缓解水肿。

（2）避免腹内压骤增，如剧烈咳嗽、打喷嚏、用力排便等。

（3）遵医嘱使用利尿剂，严格限制水钠摄入，并注意维持水电解质及酸碱平衡。

（4）每日测量体重及腹围，必要时记录24小时出入量，注意腹水消长情况及利尿剂使用是否准确有效。

（5）皮肤护理。每天可用温水轻轻擦浴，避免用力擦拭，不要使用刺激性的肥皂或沐浴露，水温也不宜过高等；衣服以宽松、柔软、棉质为宜。床铺应平整、干燥、洁净。水肿的好发部位是病人的臀部、外阴、下肢，应做好皮肤保护，经常变换患者体位，避免压疮的发生。皮肤瘙痒时勿抓挠，可涂抹止痒剂，以免皮肤破损和继发感染。

问题19：消化道出血的原因有哪些？

消化道出血是指从食管至肛门之间的消化道出血，Treitz韧带以上的消化道出血为上消化道出血，Treitz韧带以下的消化道出血为下消化道出血。上消化道出血的病因很多，常见的病因有消化性溃疡、食管胃底静脉曲张破裂、急性糜烂出血性胃炎、胃癌等。下消化道出血的病因也很多，临床工作中以肠道恶性肿瘤、息肉及炎症性病变最为常见。

问题20：老年人发生消化道出血时怎么办？

上消化道出血的特征性表现是呕血与黑便；下消化道出血一般表现为血便或暗红色大便，不伴呕血。

消化道出血的临床表现取决于出血病变的性质、部位、出血量与速度，并与患者的年龄、心、肾、肝功能等全身状况有关。如有头晕、心悸等不适或出现呕血、黑便时，应立即卧床休息，取平卧位并将下肢略抬高，减少活动，呕吐时头偏向一侧，防止窒息及误吸，保持呼吸道通畅，保持安静并及时就医。

第六章　泌尿生殖系统疾病的护理

 问题1：前列腺会生哪些疾病？

前列腺疾病是成年男性的常见疾病，通常指前列腺炎、前列腺增生及前列腺癌等。

（1）前列腺炎，即前列腺的炎症。大致可分为急性及慢性，但致病原因均为细菌和非细菌感染。

（2）良性前列腺增生。良性前列腺增生是引起中老年男性排尿障碍原因中最为常见的一种良性疾病。50岁以前的男性很少有临床问题，50岁以后50%～75%的男性有前列腺增生的症状，70岁以上的男性90%以上有前列腺异常。中国随着人均寿命的增长，前列腺增生症的发病率逐渐递增。

（3）前列腺癌。前列腺癌早期多无特别症状，当癌细胞生长时，前列腺体肥大，挤压尿道而引起排尿困难。这些癌细胞可随着血液扩散到身体其他部分，一般病程呈缓慢进展，晚期可引起膀胱颈口梗阻和远处转移等症状。

 问题2：老年男性为什么会患良性前列腺增生？

患前列腺增生的主要人群是35岁以上的中年和老年男性，其原因主要为睾丸素与雄雌激素代谢混乱。睾丸除了产生雄激素以外，还可以产生少量雌激素，但正常男子保持了体内雄雌激素的悬殊比例关系。老年男性睾丸逐步萎缩，睾酮比例下降，前列腺得不到应有的支持而发生腺体组织增生，而且这种情况补充睾酮无效。经常酗酒或长期饮酒，嗜食辛辣等刺激性食物，会刺激前列腺增生。缺乏体育锻炼，动脉易于硬化，前列腺局部的血液循环不良，也会导致本病。

问题3：良性前列腺增生会有哪些症状？

前列腺增生在早期由于代偿，症状并不典型，随着下尿路梗阻的加重，症状逐渐明显。尿频为早期症状，先是夜尿次数增加，但每次尿量不多。膀胱逼尿肌失代偿后，发生慢性尿潴留，膀胱的有效容量因而减少，排尿间隔时间更为缩短。若伴有膀胱结石或感染，则尿频愈加明显，且伴有尿痛。下尿路梗阻时，50%～80%的患者有尿急或急迫性尿失禁。随着腺体增大，机械性梗阻加重，排尿困难加重，下尿路梗阻的程度与腺体大小不成正比。由于尿道阻力增加，患者排尿起始延缓，排尿时间延长，射程不远，尿线细而无力，小便分叉，有排尿不尽感。如梗阻进一步加重，患者必须增加腹压以帮助排尿。呼吸会使腹压增减，随之出现尿流中断及淋漓。

残余尿是膀胱逼尿肌失代偿的结果。当残余尿量很大，膀胱过度膨胀且压力很高，高于尿道阻力时，尿便自行从尿道溢出，此即为充溢性尿失禁。有的患者平时残余尿不多，但在受凉、饮酒、憋尿、服用药物或由其他原因引起交感神经兴奋时，可突然发生急性尿潴留。患者尿潴留的症状可时好时坏。部分患者以急性尿潴留为首发症状。尿潴留常导致泌尿系感染，可出现尿急、尿频、排尿困难等症状，且伴有尿痛。当继发上尿路感染时，会出现发热、腰痛及全身中毒症状。患者平时虽无尿路感染症状，但尿中有较多白细胞，或尿培养有细菌生长，手术前应予以治疗。当下尿路梗阻，特别是有残余尿时，尿液在膀胱内停留时间延长，可逐渐形成结石。伴发膀胱结石时，可出现尿线中断，排尿末疼痛，改变体位后方可排尿等表现。

其他与良性前列腺增生相关的身体状况还有：

（1）血尿。前列腺黏膜上毛细血管充血及小血管扩张并受到增大腺体的牵拉或与膀胱摩擦，当膀胱收缩时可以引起镜下或肉眼血尿，这是老年男性常见的血尿原因之一。膀胱镜检查、金属导尿管导尿、急性尿潴留导尿时膀胱突然减压，均易引起严重血尿。

（2）肾功能损害。多由于输尿管反流,肾积水导致肾功能破坏。患者就诊时的主诉常为食欲不振、贫血、血压升高,或嗜睡和意识迟钝。因此,如果男性老年人出现不明原因的肾功能不全症状,应首先排除前列腺增生。

（3）长期下尿路梗阻可出现因膀胱憩室充盈所致的下腹部包块或肾积水引起的上腹部包块。

（4）长期依靠增加腹压帮助排尿可引起疝、痔和脱肛。

问题4：前列腺疾病通常需要做哪些检查?

（1）直肠指诊为简单而重要的诊断方法,在膀胱排空后进行。检查时应注意前列腺的界限、大小、质地。前列腺增生时,腺体可在长度或宽度上增大,或二者均有增大。直肠指诊如发现前列腺上有可疑硬结,应作穿刺活检,以排除前列腺癌的可能。

（2）B超检查可以观察前列腺的大小、形态及结构。经直肠B超检查时还可以从排尿期声像图判断尿道的变形、移位,了解下尿路梗阻的动态变化,也可了解治疗后的状态。

（3）尿流动力学检查可较完整地对排尿功能做出客观评价,其中最大尿流率、平均尿流率、排尿时间及尿量意义较大。最大尿流率为重要的诊断指标,应注意尿量对最大尿流率结果的影响。检查过程中排尿量为250~400毫升者为本项检查的最佳尿量,150~200毫升者为最小尿量。对多数50岁以上中老年男性而言,最大尿流率达到15毫升/s即属正常。测定尿流率时,同步进行膀胱测压有助于判断逼尿肌功能及其损害程度,以准确掌握手术时机。下尿路梗阻后,如逼尿肌持续有无抑制性收缩,将会进展为低顺应性和高顺应性膀胱,手术后尿流率虽可恢复正常,但逼尿肌功能有时难以恢复。

（4）残余尿测定。由于膀胱逼尿肌可通过代偿的方式克服增加的尿道阻力,将膀胱内尿液排空,因此即使前列腺增生早期无残余尿也不能排除下尿路梗阻的存在。一般认为残余尿量达50~60毫升即提示膀胱逼尿肌处于早期失代偿状态。排尿后导尿测定残余尿较准确。用经腹 B 超测定残余尿的方法更加简便,患者无痛苦,且可重复进行。

(5) 泌尿系造影。前列腺增生时,膀胱底部可抬高、增宽,静脉尿路造影片上可见两侧输尿管口间距增大,输尿管下段呈钩形弯曲,如有肾和输尿管积水则多为双侧性,但扩张程度也可能并不一致。膀胱区可见突出的充盈缺损,为前列腺突入所致。

(6) 膀胱镜检查。正常男性精阜至膀胱颈部的距离约为 2cm,颈部呈凹面,后唇平坦。前列腺增生时后尿道延长,颈部形态随各叶增生程度而改变,自凹面消失至腺叶凸出。尿道受压变为裂缝。膀胱底部下陷,输尿管口间距及与膀胱颈距离增宽。输尿管间嵴可肥厚,膀胱壁有小梁、小房或憩室形成。

(7) 其他磁共振成像对前列腺增生的诊断无特殊价值,但可协助鉴别早期前列腺癌。

临床中前列腺增生的诊断主要靠病史、直肠指诊及 B 超检查。膀胱镜检查在必要时可施行,并须进一步了解有无上尿路扩张及肾功能损害,有无神经性膀胱功能障碍、糖尿病所致的周围神经炎及心血管疾病,最后综合全身情况再决定治疗方案。

问题 5:良性前列腺增生有哪些治疗方法?

1. 药物治疗

前列腺增生的危害性在于其引起下尿路梗阻后所产生的病理生理改变。其病理个体差异性很大,而且也不都呈进行性发展,一部分病变至一定程度即不再发展,所以即便出现轻度梗阻症状也并非必须手术。对症状轻微、IPSS 评分 7 分以下的患者可观察,无须治疗。对于病情不重或高龄不能耐受手术者,药物治疗仍是首选。

目前,临床治疗良性前列腺增生的药物有以下 4 类:

(1) α-肾上腺素受体阻滞剂,如高特灵(特拉唑嗪)、哌唑嗪等。其作用原理是阻止神经传递介质肾上腺素和受体结合,能选择性地作用于前列腺及膀胱颈的平滑肌,降低其张力,使尿道平滑肌松弛，改善排尿受阻症状。这类药物起效快，一般用药3～5天，80%患者的症状会得到明显改善。对于同时患有高血压、高血脂者，选用高特灵（特拉唑嗪）既可治疗良性前列腺增生，又能降血压、降血脂，一举两得。但这类药物不能使增生的前列腺缩小，长期使用会出现耐受现象，副作用也较多，如可能引起直立性低血压，还可能会有心动过速、鼻塞等副作用。

（2）5α-还原酶抑制剂，如保列治。其作用原理是降低体内雄激素双氢睾酮的合成水平，使这一和前列腺增生有关的激素水平下降，达到治疗前列腺增生的目的。临床观察表明，应用保列治能缩小前列腺的体积，增加尿流量，改善排尿受阻症状，且副作用小，但最大疗效须在用药半年后才出现，停药后症状会复发，要维持疗效就必须长期用药。不过，若保列治与α-肾上腺素受体阻滞剂联合应用，能获得协同作用，提高近期和远期疗效。

（3）抗雄激素药。应用最广者为黄体酮类药物，它能抑制雄激素的细胞结合和核摄取，或抑制5α-还原酶，从而干扰双氢睾酮的形成。黄体酮类药物有甲地孕酮、醋酸环丙氯地孕酮、醋酸氯地孕酮、己酸孕诺酮等。氟丁酰胺是非甾体抗雄激素药，亦能干扰雄激素的细胞摄取及核结合。抗雄激素药使用一段时间后能使症状及尿流率改善，残余尿减少，前列腺缩小，但停药后前列腺又增大，症状亦复发，且近年发现此类药物可以加重血液黏滞度，从而增加心脑血管栓塞发生率。黄体生成素释放激素类似物对垂体有高度选择作用，使之释放LH及FSH，长期应用则可使垂体的这一功能耗尽，睾丸产生睾酮的能力下降，甚至不能产生睾酮而达到药物除睾的作用。

（4）其他还包括M受体拮抗剂、植物制剂、中药等。M受体拮抗剂通过阻断膀胱M受体，缓解逼尿肌过度收缩，降低膀胱敏感性，从而改善BPH患者的贮尿期症状。植物制剂如普适泰等适用于BPH及相关下尿路症状的治疗。

在进行药物治疗前对病情应有全面估计，对药物的副作用及长期用药的可能性等也应充分考虑。观察药物疗效应长期随访，定期行尿流动力学检查，以免延误手术时机。

2. 出现以下情况时应行良性前列腺增生手术治疗

（1）引起反复急性尿潴留，长此以往，膀胱功能会不断下降。

（2）引起肾、输尿管积水。膀胱内的残余尿逆行进入输尿管、肾脏会对肾脏造成直接损害，若此时病情不能及时得到控制，肾脏功能会受到不可逆转的损伤，最终导致尿毒症。

（3）引起反复、导致严重的临床症状，也有可能对肾脏功能带来危害，甚至导致全身的感染。

（4）引起反复的血尿，血尿不仅可能在尿路内形成血块，阻塞尿路，还有可能导致失血。

（5）引起膀胱结石，引起尿路反复感染、血尿以及其他排尿症状，还可能因不断刺激膀胱黏膜而导致恶变。

（6）如果患者接受药物长期治疗后仍然无法获得较好的治疗效果，临床症状严重，也可以考虑手术治疗。

问题6：良性前列腺增生可以预防吗？

男性到了40岁之后，身体的器官在慢慢退化，走下坡路，很多中老年男性会患上前列腺增生的疾病。治疗疾病确实很关键，但更重要的还是应该学会怎样预防疾病，预防前列腺增生的方法有：

（1）防止受寒。寒冷会使病情加重，应注意防寒，预防感冒和上呼吸道感染等。

（2）绝对忌酒。饮酒可使前列腺及膀胱颈充血水肿而诱发尿潴留。

（3）少食辛辣。辛辣刺激性食品既可导致性器官充血，又会使便秘症状加重，压迫前列腺，加重排尿困难。

（4）不可憋尿。憋尿会造成膀胱过度充盈，使膀胱逼尿肌张力减弱，排尿发生困难，容易诱发急性尿潴留，因此一定要做到有尿就排。

（5）不可过劳。过度劳累会耗伤中气，中气不足会造成排尿无力,容易引起尿潴留。

(6) 避免久坐。经常久坐会加重痔疮等病,又易使会阴部充血,引起排尿困难。经常参加文体活动及气功锻炼等有助于减轻症状。

(7) 适量饮水。饮水过少不但会引起脱水,也不利排尿对尿路的冲洗作用,还容易导致尿浓缩而形成不溶石,所以除了夜间适当减少饮水以免睡后膀胱过度充盈外,白天应多饮水。

(8) 慎用药物。有些药物可加重排尿困难,剂量大时可引起急性尿潴留,如阿托品、颠茄片及麻黄素片、异丙基肾上腺素等,近年来又发现钙阻滞剂能促进泌乳素分泌,并可减弱逼尿肌的收缩力,加重排尿困难,故宜慎用或最好不用这些药物。

(9) 及时治疗。应及时、彻底地治疗前列腺炎、膀胱炎与尿道结石症等。

(10) 按摩小腹。按摩小腹,点压脐下气海、关元等穴,有利于膀胱功能恢复,小便后稍加压力按摩,可促进膀胱排空,减少残余液。值得提醒的是,前列腺增生症发展缓慢,病程长,若能从中年开始预防,效果会更好。

此外,还应防止性生活过度,尤其要警惕性交中断和手淫的行为。据临床观察,多数患者只要能坚持落实自我保健措施和注意及时治疗,效果均很好。

坚持做好以上的预防方法不是说就可以永远不得这个疾病,患者还是应该提高警惕,注意检查身体。如果还是有异常,则应到医院接受检查和治疗,积极面对,配合医生治疗。

问题7: 什么是老年性阴道炎?

老年性阴道炎又名萎缩性阴道炎,是一种非特异性阴道炎。主要表现为绝经前后多种原因所致的阴道局部抵抗力低下,致病菌感染所致的阴道炎症,严重时可引起阴道狭窄甚至闭锁。多发生在绝经期后的妇女,但是,双侧卵巢切除后或哺乳期妇女也可出现。

问题8：引起老年性阴道炎的相关因素有哪些？

（1）雌激素水平低落或缺乏。主要原因是卵巢功能衰退，体内雌激素水平低落或缺乏，阴道上皮细胞糖原减少，阴道内pH呈碱性，杀灭病原菌能力降低；同时，由于阴道黏膜萎缩，上皮变薄，血运不足，使阴道抵抗力降低，便于细菌侵入繁殖引起炎症病变。

（2）个人卫生习惯不良。

（3）营养缺乏，尤其是维生素B族缺乏，可能与发病有关。

问题9：老年性阴道炎有哪些常见临床表现？

（1）白带增多。阴道分泌物稀薄，呈淡黄色，严重者呈脓血性白带，有臭味。

（2）瘙痒。瘙痒是一种可引起立即进行搔抓愿望的主观感觉，是皮肤病最常见的共同症状。由于各种皮肤病的不同和个体第三度的不同，瘙痒的严重程度可轻可重。

（3）尿痛。尿痛是指病人排尿时尿道或伴耻骨上区、会阴部位疼痛。其疼痛程度有轻有重，常呈烧灼样，重者痛如刀割。

（4）其他可能的症状。如尿频、尿急，排尿次数增加，一天达10余次，甚至更多；阴道充血、宫腔积脓、性交痛等。

问题10：如何预防治疗老年性阴道炎？

（1）杜绝各种感染途径，保持会阴部清洁、干燥，每晚用清水清洗外阴，做到专人专盆，切不可用手掏洗阴道内，也不可用温度过高的热水、肥皂等洗外阴。合并盆腔炎时白带量多、质黏稠，所以要勤换内裤，不穿紧身、化纤质地的内裤。

（2）由于该病的发生与维生素B族的缺乏有关，因此可适当服用复合维生素B，蜂蜜、枸杞、核桃仁、紫菜等食物富含B族维生素，可以适当多吃。

（3）白带多时，建议检查白带常规，在明确病因后再对症治疗。不要自行盲目用药，因为不同类型阴道炎所用药物是不同的。

（4）排除其他器质性疾病后，可在医生指导下使用雌激素药物。局部使用雌激素制剂有直接的治疗效果，可选用仅有局部作用的雌三醇软膏如欧维婷（ovestin），每晚阴道用药0.5g（含有0.5mg雌三醇）。结合雌激素（倍美力）软膏和己烯雌酚软膏局部使用时既有局部作用也有全身作用，每晚阴道用药0.25~0.5mg。

问题11：什么是绝经后阴道出血？

女性进入绝经期后，月经不再来潮。如果停经1年以上后又发生阴道出血，常常是产生疾病的早期信号。绝经后阴道出血最为常见的部位是外阴、阴道和子宫。其中最为多见的是子宫出血，病因也最为复杂。

绝经后阴道出血的病因分为良性和恶性两类。较为常见的良性疾病有老年性阴道炎、子宫内膜炎、宫颈息肉、子宫内膜息肉、子宫卒中综合征、绝经后宫内节育器久置不取等。较为常见的恶性疾病有子宫内膜癌、子宫颈癌、卵巢癌、输卵管癌等，其中子宫内膜癌占整个致病因的80%左右。

问题12：绝经后阴道出血有哪些症状？

（1）绝经后的良性疾病阴道出血，一般全身症状不明显，出血不太严重，很少发生恶病质样体质，白带没有明显异常，除非伴有细菌感染才会有异常的气味。

（2）恶性疾病发生在绝经后，同样伴有阴道出血。该类疾病出血大多并发一系列恶性病症状，体质较差，消瘦、乏力、低热，阴道血性分泌物气味难闻，而且抗生素治疗无明显效果。如子宫内膜癌多有阴道不规则出血，或出血伴溢液，液体为黄水样，气味特别难闻，下腹部疼痛，腹部包块。B超、妇科检查均可查出异常。

问题13：发生绝经后阴道出血怎么办？

本病的关键在于早发现、早治疗。一旦发生阴道出血，万不可掉以轻心，应及时去医院确诊，及时采取治疗措施。阴道出血期间要注意个人卫生，预防感染，特别是白带已经有气味时更应如此。

问题14：什么是子宫脱垂？

子宫从正常位置沿阴道下降，宫颈外口达坐骨棘水平以下，甚至子宫全部脱出阴道口以外，称为子宫脱垂。子宫脱垂常合并有阴道前壁和后壁膨出，严重者合并膀胱膨出、直肠膨出。

问题15：子宫脱垂有哪些表现？

（1）腰骶部酸痛。尤以骶部为甚，劳动后更加明显，卧床休息后可缓解。此外，感下腹、阴道、会阴部下坠，劳累后加重。

（2）阴道脱出肿物。自述有球形物自阴道内脱出，行走、体力劳动时更加明显，卧床休息后自行还纳。脱垂严重者，终日掉在外面，不能自行还纳，由于行走活动，与衣裤摩擦而感不适，久经摩擦而发生溃疡、感染、分泌物增多，甚至出血，日久局部组织增厚角化。

（3）泌尿道症状。多数子宫脱垂者大笑、剧烈咳嗽等用力时腹腔压力突然增加，引起尿失禁而尿液外溢。子宫脱垂往往伴有不同程度的膀胱膨出，出现压力性尿失禁或排尿困难，导致尿潴留，须用手指将膨出的膀胱向前推举后方能排尿。

（4）白带增多。由于盆腔脏器脱垂，导致血循环障碍，局部瘀血，脱出脏器并发溃疡、感染，致使白带增多，并伴有血性分泌物。

问题16：子宫托如何使用？

按子宫托的不同类型，可分大、中、小三种。如果患者在配放子宫托后，脱垂的子宫与阴道壁能回纳于阴道内，患者立感舒适而子宫不脱出，就说明配放合适。子宫托于每天晨间放置，晚上睡前取出洗净。放置时患者平卧，两腿屈曲分开，将托的后缘偏斜，沿阴道后壁推入至阴道顶部，再将子宫托的前缘推至耻骨联合的后面，然后让患者屏气，使子宫下降，检查托的位置是否正确。取托时应轻轻以侧斜方向取出。

问题17：老年女性应如何预防子宫脱垂？

老年女性可以从以下方面来预防子宫脱垂：

（1）加强营养，合理休息与工作，避免重体力劳动。

（2）加强盆底肌锻炼（收缩肛门运动）。

（3）积极治疗便秘、慢性咳嗽及腹腔巨大肿瘤等增加腹压的疾病。

（钱静、王卫珍）

第七章　内分泌系统疾病的护理

 问题1：什么是低血糖？

正常人如果血糖低于2.8mmol/L，则为低血糖。对糖尿病患者而言，界定低血糖的标准为血糖低于3.9mmol/L。2005年美国糖尿病协会（American Diabetes Association, ADA）发布广义低血糖标准，将临床上的低血糖事件分为以下5种：① 严重低血糖伴意识障碍；② 症状性低血糖，伴典型低血糖症状，血糖值≤3.9mmol/L；③ 无症状性低血糖，血糖值≤3.9mmol/L，但无任何症状；④ 疑似低血糖事件，有相关的低血糖表现，但事件发生时未能测得即刻血糖值，进食后症状能很快得到缓解；⑤ 相对低血糖，有典型低血糖症状，但即刻血糖>3.9mmol/L。

 问题2：低血糖的临床表现有哪些？

1. 急性低血糖

以自主神经症状为主要特征，具体表现为：

（1）副交感神经兴奋症状，如饥饿感、恶心、胃肠不适、腹痛等。

（2）交感神经兴奋症状，如焦虑不安、情绪激动、心悸、恐惧感、四肢震颤、面色苍白出冷汗等。部分患者睡眠中会突然惊醒，皮肤潮湿多汗，有饥饿感。如未进食或未及时处理，则进一步发展成神经精神症状。

（3）中枢神经症状，如头痛、头晕、视物不清、反应迟钝，重者出现运动失调、昏迷及抽搐症状。

（4）精神症状，如精神紊乱、行为人格异常、幻觉、幻想等。

2. 亚急性低血糖症

该病症是因血糖缓慢降低，低血糖持续过久所致，常表现为中枢神经系统受抑制症状，如注意力不集中、思维和言语迟钝、焦虑不安、视物不清、精神异常、昏迷等。如低血糖持续6小时，脑细胞发生变性坏死，往往会造成死亡或终身痴呆。

3. 慢性低血糖

常表现为低血糖后遗症，如偏瘫、癫痫样发作、精神症状等。

 问题3：低血糖的常见原因有哪些？

（1）应用胰岛素及磺脲类降糖药物过量导致低血糖。

（2）因神经调节失常，迷走神经兴奋过度，体内胰岛素分泌过多所致的功能性低血糖。

（3）胃肠手术后，由于食物迅速进入空肠，葡萄糖吸收太快、血糖增高，刺激胰岛素分泌过量而引起的低血糖。

（4）胰岛B细胞瘤，严重肝病、垂体前叶和肾上腺皮质功能减退等可致器质性低血糖症。

（5）持续剧烈运动（如长跑）后，部分人也会出现低血糖症。

 问题4：低血糖的危害有哪些？

一次严重低血糖事件可以抵消多年血糖平稳控制所带来的获益，同时也有潜在的生命威胁。轻度低血糖的反复发作对患者的认知和心理均会产生重要影响，包括认知迟缓、认知下降等。

问题5：老年人发生低血糖时应如何处理？

（1）对于轻度低血糖且神志清醒的老年患者，给予患者15～20g碳水化合物，可以达到迅速纠正低血糖的效果，一般十几分钟后低血糖症状就会消失。

（2）如果经过以上方法仍没有效果或者病人仍然神志不清，则应立即送医院急救，同时带上病人常服的降糖药以便医生了解病情。

（3）对于发生严重低血糖伴意识障碍的患者不要给其喂食物，而应立即送往医院。送入医院后，立即测血糖，并静脉注射50%葡萄糖20毫升，在患者症状缓解、神志清醒后，可在其静脉内滴注葡萄糖，以防低血糖的再次发生。尤其是对一些口服降糖药所致的低血糖患者，经治疗苏醒后，仍有可能再次进入昏迷，必须住院观察几天。

问题6：常见含15～20g的糖类食品有哪些？

3～4片葡萄糖片、1勺果酱、1勺糖溶于少量水、1勺蜂蜜溶于少量水、120～180毫升果汁、5～7块硬糖。

问题7：用胰岛素真的会上瘾吗？

很多患者将胰岛素治疗看作是血糖控制的最后手段，一旦使用就无法停止，"像吸毒一样"。实际上，胰岛素是人体分泌的众多激素中的一种，且是人体内唯一能够降低血糖的激素。医生之所以建议胰岛素治疗，是因为患者体内自身分泌的胰岛素已不能满足体内代谢需求，需要补充外源性胰岛素，且外源性胰岛素的有效补充能够缓解自身胰岛的压力，有助于胰岛功能的恢复，部分患者在使用一段时间的胰岛素后，可以仅依靠口服降糖药物就能维持血糖的平稳。

问题 8：胰岛素使用的适应证有哪些?

（1）非 2 型糖尿病患者，包括 1 型糖尿病、特殊类型糖尿病及妊娠糖尿病。

（2）2 型糖尿病患者出现口服降糖药物不良反应或失效、合并急性并发症（如糖尿病酮症酸中毒、糖尿病非酮症性高渗综合征及乳酸性酸中毒）、伴有严重的慢性并发症（糖尿病心脑血管病变、外周血管病变、糖尿病肾病、视网膜病变、糖尿病神经病变等）、合并各种应激状态（手术、外伤、感染、分娩等）、糖尿病合并其他严重疾病（如肝肾功能不全、心功能异常、消耗性疾病等）。

（3）需要立即使用胰岛素的人群，即空腹血糖超过 13.9mmol/L，随机血糖超过 16.5mmol/L，糖化血红蛋白大于 10%，患者出现酮症或酮症酸中毒，以及出现典型的"三多一少"症状者。

 问题 9：常见胰岛素种类以及与进餐的关系?

常见胰岛素按照作用时间可分为以下几种：

（1）速效胰岛素：赖脯胰岛素（优泌乐）、门冬胰岛素（诺和锐）。

（2）短效胰岛素：普通胰岛素、诺和灵 R。

（3）中效胰岛素：诺和灵 N。

（4）长效胰岛素：甘精胰岛素、地特胰岛素。

（5）预混胰岛素：诺和锐 30、诺和灵 30R（50R）、优泌林 70/30、优泌乐 25(50)。

进餐前 15~30 分钟注射的胰岛素有普通胰岛素、诺和灵 R、诺和灵 30R（50R）、优泌林 70/30。

进餐时注射的胰岛素有赖脯胰岛素（优泌乐）、门冬胰岛素（诺和锐）、诺和锐 30、优泌乐 25(50)。

与进餐时间无关的胰岛素有诺和灵 N、甘精胰岛素、地特胰岛素。

问题10：怎样保存胰岛素？

未开封的瓶装胰岛素或胰岛素笔芯应储藏在 2℃~8℃ 的环境中，切勿冷冻；已开封的胰岛素笔芯可在室温下保存（保存期为开启后 1 个月内，且不能超过保质期）；避免受热或阳光照射，防止震荡。

问题11：胰岛素笔注射的标准流程有哪些？

（1）充分摇匀。对于预混胰岛素，应在注射前充分摇匀。

（2）安装新的针头。用酒精棉签消毒橡皮膜，垂直装上针头并拧紧。

（3）注射前排气。调节剂量至 2 个单位；将安装好针的笔竖直，推下注射推键，这时应有一滴胰岛素出现在针头，如果没有出现上述情况，重复上述步骤直至看到笔尖有一滴胰岛素滴出。

（4）注射部位的选择。以两侧距离肚脐 3cm 外一个手掌距离内注射为佳，越往身体两侧皮下层越薄，越容易扎至肌肉层。其他注射部位包括大腿外上侧、上臂外侧及臀部外上侧，一定要做到注射部位的轮换。

（5）对局部皮肤应用酒精棉球进行消毒，注意不能使用含碘消毒剂，因为胰岛素中的氨基酸遇到碘后会发生变性，影响胰岛素的效果。

（6）用规格为 4mm 或 5mm 的胰岛素笔针头时，不用捏起局部皮肤，垂直进针即可。

（7）在注射过程中，按住推键直至完全注射，注射后针头应留在皮下 10 秒以上，继续按住推键，直至针头完全拔出，以确保注射剂量的精确性。

（8）拔出针头后，松开捏皮肤的手，用棉球轻压局部，注意不要按摩、不要揉。

（9）针头为一次性使用，注射完毕后即旋下废用针尖并处置。注意将废用针尖放在专用医疗垃圾回收桶内或自备饮料罐内，避免刺伤他人。

问题12：什么是糖尿病酮症酸中毒及高渗性非酮症性昏迷？

血糖水平持续升高至16.7mmol/L以上，经历2～3天或更长时间，将导致高血糖引起的急性并发症的出现，以糖尿病酮症酸中毒及高渗性非酮症性昏迷最为常见。

（1）糖尿病酮症酸中毒（DKA）是糖尿病患者在某些诱因下代谢紊乱急剧恶化导致糖、脂肪、蛋白质、水、电解质和酸碱平衡失调的糖尿病急性并发症。患者表现为原有糖尿病症状加重，极度软弱无力、烦渴、多饮、多尿、饮食减少、恶心、呕吐、腹痛、嗜睡、意识模糊、昏迷，皮肤干燥无弹性、眼球下陷等失水征，呼吸深而速，呼气有烂苹果味，血压下降、休克。

（2）高渗性非酮症性昏迷是糖尿病急性代谢紊乱的另一临床类型，特点是血糖高，没有明显酮症酸中毒，因高血糖引起血浆高渗性脱水和进行性意识障碍的临床综合征，多见于老年2型糖尿病患者，以严重高血糖、血浆渗透压升高及意识障碍为特点，病死率高。起病时病人常先有多尿、多饮，可有发热，多食可不明显，失水逐渐加重，随后出现神经精神症状，表现为嗜睡、幻觉、淡漠、迟钝，最后陷入昏迷。特征性改变为高血糖和高血浆渗透压，多数伴有高血钠和氮质血症。

 问题13：糖尿病酮症酸中毒及高渗性非酮症性昏迷发生的诱因是什么？

引起糖尿病酮症酸中毒的诱因包括：感染，以泌尿道感染和肺部感染最为常见；胰岛素治疗中断或不适当减量；应激状态如手术等；饮食失调或胃肠疾患等。

也有相当部分患者无明显诱因，其中1型糖尿病患者具有酮症酸中毒倾向。

引起糖尿病高渗性非酮症性昏迷的诱因包括：引起血糖增高的

因素即各种感染合并症和应激因素,各种能引起血糖增高的药物,糖摄入过多,合并影响糖代谢的内分泌疾病;引起失水、脱水的因素有使用利尿药、水入量不足、透析治疗、大面积烧伤;肾功能不全者。

问题14:如何预防高血糖急性并发症的发生?

感染和胰岛素用量不足是糖尿病酮症酸中毒最常见的诱因,患者要严格遵医嘱用药,不可随意减量甚至停药;在感染发生时要及时就医,使血糖得到及时调节。在日常生活中要学会自我监测,包括血糖、脉搏、血压和体重等。在胃肠道不适如呕吐时要及时就医。

问题15:痛风的定义及临床表现是什么?

痛风是一组由嘌呤代谢紊乱和血尿酸持续升高所引起的慢性代谢性疾病。其临床特点为高尿酸血症、反复发作的痛风性急性关节炎、间质性肾炎和痛风石形成,严重者可导致关节畸形及功能障碍,常伴尿酸性尿路结石。分原发性(遗传、酶缺陷等)和继发性(慢性溶血性贫血、甲旁亢、各种肾病等)两种。好发于男性及绝经期女性。

痛风病的临床表现为关节病变。急性发作时多于夜间或凌晨突然发作,以第一拇趾关节受累最多见,其次为踝、膝、腕,局部红肿、热痛、难忍;缓解期,局部隐痛不适、肤色变深、关节肿胀畸形或有结石形成(多见于外耳、患关节);肾损害。患者往往伴有肾病变,如肾结石、肾炎、肾硬化、肾功能衰竭、尿毒症等;骨关节变,关节软骨骨质破坏。

问题16:痛风患者如何进行自我保健?

防治痛风病最重要的日常保健为调节饮食结构。痛风病人应不食含嘌呤高的食物,这样可以降低血尿酸水平,而不致产生尿酸盐结晶,从而使关节组织免受损伤。此外,还要注意避免饮酒、吸烟、喝咖啡等。

防治痛风病还要注意合理的休息,避免过度劳累。情绪要稳定,避免激动、生气、紧张、忧郁等过激的情绪变化。注意保暖,避免受冷。

(周惠娟)

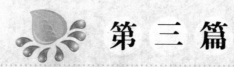

第三篇
常见老年人心理和精神疾病的护理

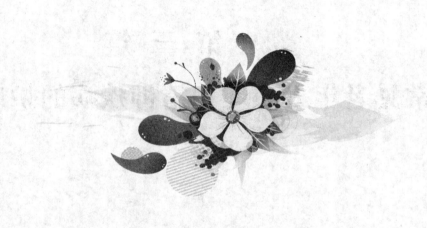

第一章　心理和精神疾病的护理

 问题1：老年人如何适应离退休后的生活？

1. 离退休综合证

所谓离退休综合证是指老年人由于离退休后不能适应新的社会角色、生活环境和生活方式而出现的焦虑、抑郁、悲哀、恐惧等消极情绪，或因此产生偏离常态的行为的一种适应性心理障碍，这种心理障碍往往还会引发其他生理疾病、影响身体健康。离休和退休是生活中的一次重大变动，当事者在生活内容、生活节奏、社会地位、人际交往等各个方面都会发生很大变化。当事者如果适应不了环境的突然改变，往往会出现情绪上的消沉和偏离常态的行为，甚至引起疾病。

2. 离退休综合证的常见表现与特征

（1）无力感。许多老人不愿离开工作岗位，认为自己还有工作能力，但是社会需要新陈代谢，必须让位给年轻一代，离退休对于老年人实际上是一种牺牲。面对"岁月不饶人"的现实，老年人常感无奈和无力。

（2）无用感。不少老人在离退休前事业有成，受人尊敬，掌声、喝彩、赞扬不断，一旦退休，一切化为乌有，退休成了"失业"，有用转为"无用"，如此大的反差，老年人心理上便会产生巨大的失落感。

（3）无助感。离退休后，老年人离开了原有的社会圈子，社交范围狭窄了，朋友变少了，孤独感油然而生，而适应新的生活模式往往又使老年人感到不安、无助和无所适从。

（4）无望感。无力感、无用感和无助感都容易导致离退休后的老人产生无望感，即对于未来感到失望甚至绝望。加上身体的逐渐老化,疾病的不断增多,有的老年人甚至觉得自己已经走到生命的尽头、油干灯尽了。

3. 离退休综合证的防与治

(1) 调整心态,顺应规律。衰老是不以人的意志为转移的客观规律,离退休也是不可避免的。这既是老年人应有的权利,是国家让老年人安度晚年的一项社会保障制度,同时也是老年人应尽的义务,是社会促进职工队伍新陈代谢的必要手段,老年人必须在心理上认识和接受这个事实。离退休后,要消除"树老根枯"、"人老珠黄"的悲观思想和消极情绪,坚定美好的信念,将离退休生活视为另一种绚丽人生的开始,重新安排自己的工作、学习和生活,做到老有所为、老有所学、老有所乐。

(2) 发挥余热,重归社会。离退休老人如果体格壮健、精力旺盛又有一技之长,可以积极寻找机会,做一些力所能及的工作。一方面可发挥余热,为社会继续做贡献,实现自我价值;另一方面也可使自己精神上有所寄托,使生活充实起来,增进身体健康。当然,工作必须量力而为,不可勉强,要讲求实效,不图虚名。

(3) 善于学习,渴求新知。"活到老,学到老"。正如西汉经学家刘向所说:"少而好学,如日出之阳;壮而好学,如日出之光;老而好学,如秉烛之明。"一方面,学习可促进大脑的使用,使大脑越用越灵活,延缓智力的衰退;另一方面,老年人也要通过学习来更新知识,社会变迁风起云涌,老年人要避免变成孤家寡人,就必须加强学习,树立新观念,跟上时代的步伐。

(4) 培养爱好,寄托精神。不少老年人在退休前已有业余爱好,只是因为工作繁忙而无暇顾及,退休后正可利用闲暇时间充分享受这一乐趣。先前没有特殊爱好的,退休后也应该有意识地培养一些,以丰富和充实自己的生活。写字作画,既陶冶情操,也可锻炼身体;种花养鸟也是一种有益的活动,鸟语花香别有一番情趣;跳舞、气功、打球、下棋、垂钓等活动都能使参加者益智怡情,增进身心健康。

（5）扩大社交，排解寂寞。退休后，老年人的生活圈子缩小，但老年人不应自我封闭，不仅应该努力保持与旧友的关系，更应该积极主动地去建立新的人际网络。良好的人际关系有助于开拓生活领域，排解孤独寂寞，增添生活情趣。在家庭中，老年人与家庭成员间也要建立协调的人际关系，营造和睦的家庭氛围。

（6）生活自律，保健身体。老年人的生活起居要有规律，离退休后也可以给自己制定切实可行的作息时间表，早睡早起，按时休息，适时活动，建立并适应一种新的生活节奏。同时要养成良好的饮食卫生习惯，戒除有害健康的不良嗜好，选择适合自己的休息、运动和娱乐的形式，建立起以保健为目的的生活方式。

（7）必要的药物和心理治疗。老年人出现身体不适、心情不佳、情绪低落时，应该主动寻求帮助，切勿讳疾忌医。对于患有严重焦虑和失眠的离退休综合征老人，在必要时可在医生的指导下适当服用药物，并接受心理治疗。

问题2："空巢"综合征："空巢"老人如何应对"空巢"生活？

"空巢"老人是指没有子女照顾、单居或夫妻双居的老人，主要分为三种情况：一是无儿无女无老伴的孤寡老人；另一种是有子女但与其分开单住的老人；还有一种就是儿女远在外地、不得已寂守空巢的老人。

"空巢"综合征的常见症状主要有：心情郁闷、沮丧、孤寂，食欲减低，睡眠失调，平时愁容不展，长吁短叹，甚至流泪哭泣。常常会有自责倾向，认为自己有对不起子女的地方，没有完全尽到做父母的责任。另外也会有责备子女的倾向，觉得子女对父母不孝，只顾自己的利益而让父母独守"空巢"。

空巢综合征的干预措施有以下几方面：

（1）老人要从思想上摆脱中国传统思想的束缚，立足于建立新型的家庭关系，减轻对子女的心理依恋。要尽早将家庭关系的重心由纵向关系（父母与子女的关系）转向横向关系（夫妻关系）。适当减少对子女的感情投入，降低对子女回报父母的期望值。特别是当子女到了"离巢"的年龄时,老年人要有充分的心理准备,逐步减少对子女的依恋状态。

(2)老人要及时充实新的生活内容,尽快找到新的替代性角色。如培养兴趣爱好,建立新的人际关系,调整生活方式,参与各种社会活动和公益性劳动等。

(3)子女应加强对老人的"精神赡养",常回家看看。子女应该在情感上和理智上有体贴父母的习惯,即使"离巢",也要增加与父母的联系和往来的次数,以避免父母"空巢"综合征的发生。和父母住在同一城镇的子女,与父母房子的距离不要太远。对于身在异地的子女来说,除了托人照顾父母,还要更加注重对父母的精神赡养。子女要了解空巢老人容易产生不良情绪,应经常与父母通过电话等进行感情和思想的交流。

问题3:什么是抑郁症?

抑郁症是一种常见的慢性复发性疾病,常发于秋冬季,其复发率、致残率和自杀率高,核心症状是情绪低落、兴趣缺乏、乐趣丧失,并且在此基础上还伴有其他认知、生理以及行为症状,比如注意力不集中、失眠、反应迟钝、行为活动减少以及疲乏感等,可有明显的早晨重、晚上轻的变化特点。

(1)心境低落。患者大多数时间都显得情绪低落,心情压抑,经常哭泣,提不起精神,但是现实生活中并没有什么事情使他心情不好,低落的心境几乎每天都存在,一般不随环境变化而好转。典型的抑郁表情是患者面部表情愁苦、双眉紧锁。

(2)兴趣减退。患者无法从平常所喜欢的活动当中获得快感,有些患者甚至丧失了所有的兴趣。因此患者常常放弃原来喜欢的一些活动,往往连正常工作、生活享受和天伦之乐都一概提不起情趣,体会不到快乐,行为退缩。

(3)自我评价下降。患者自感自己一切都不如别人,常产生无助感、无用感、无希望感以及无价值感,认为自己一无是处,甚至认为自己是十恶不赦的罪人,这种消极悲观的想法可让患者萌生绝望的念头,甚至认为结束自己的生命是一种解脱,从而出现自杀观念和行为。

(4) 疲劳感、活力减退或丧失。患者常有不同程度的疲乏感,并且这种疲乏不能通过休息或者睡眠来恢复。对工作、生活感到困难,常常不能完成任务。表现为动作行为迟缓,不愿意料理个人生活,不愿和周围人接触交流,不愿外出,严重时连吃、喝、个人卫生都不顾,蓬头垢面、不修边幅、整日躺卧在床上,甚至发展为抑郁性木僵。

(5) 思维和言语。患者往往感到脑子就像生了锈一样,思维活动减慢,语音低缓,即使是一些简单的问题也需要较长时间才能完成。患者变得优柔寡断,犹豫不决,甚至对一些日常小事也难以做出决定。常常感到自己记忆力下降,不能集中注意力,抽象思维能力差,学习困难,手眼协调以及思维灵活性等能力都有所减退。

(6) 焦虑症状。很多患者都有焦虑、紧张等症状,如忧心忡忡,坐立不安,来回踱步、搓手等。

(7) 躯体症状。很多患者都有某种形式的睡眠障碍,表现为入睡困难、睡眠不深易醒,最典型的是早醒,醒后不能再入睡,有少数患者可表现为睡眠过多。另外,很多患者还会感觉自己食欲减退,体重减轻,也有少部分表现为食欲增加。性欲低下是一个常见的症状,对性生活无要求及快感缺乏。

(8) 自杀意念与自杀。由于情绪低落、自我评价低,患者很容易自卑、自责、自罪,进而产生自杀观念,反复思考和死亡有关的念头,这种自杀观念常比较顽固,且反复出现,部分患者还会出现自杀行为。

(9) 慢性疼痛。慢性疼痛可能是部分患者就诊的主要症状。患者常见有无器质性原因的头痛、牙痛、颈痛、腰背部疼痛等。

(10) 其他症状。常见的有口干、恶心、呕吐、咽喉不适、便秘、气短、消化不良等。

问题 4：什么是老年抑郁症？

随着年龄的增长,老年人的各种生理机能在退化,记忆力、反应力、视力等都在下降,离退休后家庭角色发生转变,社会生活范围缩小,同时子女成家立业,与其相处的时间也越来越少,老年人的孤独感及寂寞感日益增加,觉得自己没有用了,加上收入比以前减少或完全没收入,体力下降、健康出现问题,身边的很多老友去世,各种躯体疾病发生的概率也大大增加,如心脏病、甲状腺疾病、肾上腺疾病、代谢失调疾病等。以上问题都可诱发老年抑郁症。

抑郁症是老年期最常见的精神疾病之一,但在精神疾病的分类和诊断学中并没有老年抑郁症这个诊断,因为它并不是一个独立的疾病单元,而是抑郁症的一个亚型。老年抑郁症在临床上十分常见,多在 60 岁以后起病,不仅常见于临床精神、心理专科,也常见于各大综合性医院的门诊和住院病房。

老年抑郁症一般分为两种情况,一种是在老年阶段首次发作的抑郁症；一种是曾经在青壮年期有过抑郁发作,到老年时再次复发的抑郁症。患者主要表现为整日愁眉苦脸,唉声叹气,伴随着各种躯体不适,如头晕头痛,肩背部胀痛,心慌胸闷等,食欲也减退,入睡困难及早醒,焦虑烦躁,坐立不安；觉得个人能力大不如前,记性很差,注意力不能集中,有强烈的疑病观念,经常因为身体的一点不适就怀疑自己得了某种不治之症,自责自罪,认为自己是个没用的人,连累家人,被家人嫌弃,活着没有意义,甚至出现自杀的想法及行为等。与年轻抑郁症患者相比,老年人较少表现出情绪沮丧、低落,更多表现为情感迟钝,伴随不同程度的易怒或恐惧情绪,但自杀观念不轻易表露,昼夜波动特征不明显,常发生于明显的应激性生活事件后,如配偶去世、退休、环境变动等。

 问题 5：老年抑郁症的治疗方法有哪些？

老年抑郁症的常见治疗方法有抗抑郁药物治疗、心理治疗、电休克治疗、光照治疗、针灸治疗、运动治疗、阅读治疗等。另外,在一些专科医院,一些非侵入性脑刺激技术如重复经颅磁刺激、磁抽搐治疗、迷走神经刺激、深部脑刺激、生物反馈等也已被应用于抑郁症的治疗。

问题6：老年抑郁症患者为什么要坚持抗抑郁药物治疗？

目前,抗抑郁药物是缓解和控制老年抑郁症患者临床症状及预防复发最重要的方法之一,但很多老年人在对药物应用的认识上存在误区,比如认为抗抑郁药物一旦服用,很长时间就很难戒掉,服用抗抑郁药物会上瘾,会使人思想和情感麻木,长期服用还会改变人格;也有患者只要症状好转就自行对药物进行减量,症状加重就加量;部分患者认为如果今天漏服药了,明天可以再补上一次;还有的患者不认为抑郁症是一种疾病,认为心情不好可以依靠时间或自我调节改善;另外也有患者因为担心药物的副作用或者怀疑药物的有效性,而不愿意服药治疗等。

对于老年抑郁症患者,抗抑郁药物需要一段时期的维持治疗,目的在于预防抑郁症状复发。很多研究提示,老年抑郁症患者两年内都有明显的复发危险。建议首次发作的老年抑郁症患者在症状消失后至少应维持用药6个月以上,而复发患者至少应维持用药12个月以上。对于首次发作的重症患者及多次复发患者应无限期应用抗抑郁药维持治疗。

问题7：老年抑郁症的心理治疗方法有哪些？

老年抑郁症临床常用的心理治疗方法包括行为治疗、认知治疗、精神动力学治疗、人际心理治疗、婚姻和家庭治疗、个体心理治疗、集体心理治疗等。有研究指出,在治疗轻中度抑郁症时,心理治疗与抗抑郁药物治疗效果一致,但在预防和治疗重度抑郁症时,药物治疗联合心理治疗效果更显著。

目前在精神专科以及综合性医院都设有心理咨询门诊,并由心理治疗师和心理咨询师开展针对患者病情的相应心理治疗。常用的心理治疗方法有以下五种。

（1）精神动力学治疗。精神动力学治疗的基本特点为正视存在的问题。该方法可以提高患者的内省能力，帮助患者自我识别内心冲突的根源，治疗其长期存在的空虚感和自我评价过低。精神动力学治疗适用于有一定领悟能力和自己有治疗要求的患者。

（2）认知治疗。抑郁症患者均存在不同程度的认知异常，对自己、对前途、对世界持一种负性认识。认知疗法的目的在于矫正患者的不良认知，减轻患者的抑郁情绪，降低抑郁症复发的危险率。单一药物治疗若只有部分疗效或依从性较差，在抑郁发作的间歇期社会功能恢复较慢，则很可能伴有人格障碍，结合认知疗法可能减轻或消除患者长期存在的社会心理问题，有助于病情的改善，同时也能减少或避免抗抑郁药物的不良反应，使患者能正确对待应激事件，逐步达到临床康复。

（3）行为疗法。关于抑郁症的心理治疗，近年来主张认知治疗和行为治疗的相互结合，即认知行为治疗（CBT），具体包括暴露疗法、认知重建、社交技能训练等，治疗的核心是应用强化原则，矫正病态的认知行为模式。认知行为治疗着重发展个体的学习能力和行为应对技巧。患者可运用获得的认知行为模式来应付生活事件，预防抑郁复发，保持已获得的疗效。社交技能训练通过合理的奖赏机制、行为演练、行为反馈、布置家庭作业等手段来改善患者的自信心，提升其社交技能。

（4）家庭婚姻治疗。婚姻和家庭关系不和睦是抑郁症产生或持续存在的因素之一。婚姻冲突的夫妻间存在不良的认知行为，缺乏对负性行为的耐受能力，相互之间的情感表达及交流存在障碍。改变夫妻交谈的方式，增加双方及家庭亲密度，可以改善患者的家庭和夫妻关系，减少家庭环境对疾病的影响，有助于抑郁症的治疗和预防复发。

（5）人际心理治疗。这种方法可用于抑郁症的长期治疗。实施方法包括集体治疗、电话咨询等形式。人际心理治疗强调人际冲突、过度的悲伤反应、角色转变困难、社交能力缺乏在抑郁症发病中的作用,旨在解决患者存在的一些人际关系问题,提高其社会适应能力,减轻和缓解抑郁症状。人际心理治疗能帮助患者现实地看待社会现实中角色转换的得与失,提高其处理新角色关系的能力,积极建立和发展适应新角色的支持系统。人际心理治疗适用于有社会心理因素的抑郁症患者,可以改善患者的心境,提高生活的兴趣;若与抗抑郁药合用,则可避免人际心理治疗起效较慢的缺点,疗效优于单一用药治疗。

问题8:如何用电休克治疗老年抑郁症?

电休克治疗作为精神科最为重要的物理治疗方法之一,自问世以来经过不断的技术改良与发展,已经得到广泛的使用。电休克治疗是指利用短暂、适量的电流通过大脑,引起患者意识丧失和全身抽搐发作,使大脑内发生一系列复杂的化学变化,以达到控制精神症状的一种治疗方法。研究表明,电休克治疗对老年抑郁症患者疗效显著,可明显缩短住院天数,尤其是对难治性抑郁、伴有精神症状、木僵及有自杀企图的患者,电休克治疗可快速缓解急性症状,可以作为预防老年抑郁症患者电休克后复发和再入院的有效方法。

在临床上,目前对于药物治疗无效的抑郁症患者,电休克治疗是第一线的选择。有研究显示,电休克治疗对于急性期的老年抑郁症病人安全有效,电休克治疗合并药物与单用药物治疗相比起效更快,同时具有更高的临床痊愈率。

对于那些伴颅内高压的疾病、严重的心血管疾病、严重的青光眼和先兆性视网膜剥离、急性重症全身感染性疾病、麻醉药物过敏的老年抑郁症患者,不推荐使用电休克治疗。

问题9:中医治疗老年抑郁症的疗效如何?

中国传统医学认为,抑郁症以抑郁、胸胁胀痛、神倦乏力、不思饮食、失眠多梦为主要特征,情志不舒是抑郁症的主要致病因素,肝气郁结、气郁伤神为其主要病机改变,属于中医学"郁流"的范畴，以虚证多见，主要病变部位为肝、心、脾。常用的中成药有逍遥丸、丹栀逍遥丸、归脾丸、天王补心丹等，还可采取针刺神庭、百会、风池、内关穴等，也可电针百会、印堂穴。国外有研究认为，针灸和太极能降低患者抑郁程度，可以作为药物治疗的辅助治疗方式。

问题10：怎样预防老年抑郁症？

患有慢性疾病的老年患者更易患抑郁症，但给予身心指导、放松治疗、调整认识、解决问题、沟通交流、失眠行为控制、加强营养和锻炼后，其抗抑郁症自我调整能力增强，焦虑、疼痛及失眠状况都会有所改善。

老年抑郁症初级预防包括控制高血压、高血脂、血浆高半胱氨酸浓度等抑郁症患者的合并慢性病。

二级预防指利用抗抑郁药物以及精神疗法单独或合并治疗老年抑郁症的复发。有效的关怀慰问、与人协作、家庭医生等对抑郁症的检测控制、教育以及体育锻炼等，对老年抑郁症的控制效率要高于独自生活的老年抑郁症患者。

三级预防主要是对抑郁症的临床症状进行控制，并减少由此产生的自杀等心理观念。

问题11：老年抑郁症患者的用药注意事项有哪些？

老年抑郁症患者在用药期间应注意避免吸烟、喝酒，吸烟可诱导肝微粒体药酶系统，可加速药物代谢，酒也是药物代谢酶的诱导物，可加速多种抗抑郁药物的代谢，从而降低疗效。要遵医嘱坚持服药，不得自己随意加药、减药、停药等，定期门诊随访，使医生能了解自己的病情变化从而对药物剂量做出调整。

问题12：老年抑郁症和老年痴呆症有哪些区别？

老年抑郁症起病较快、发展迅速，而老年痴呆症的起病、发展都较为缓慢。老年痴呆症患者的情绪变化多、不稳定，像年幼的孩子，不像老年抑郁症的抑郁状态会持续较久。老年抑郁症患者有时似乎会表现出智能上的障碍,但这种障碍是暂时性、部分性的,每次的智能检查结果都不相同,而老年痴呆症患者的智能损害是全面性的,而且呈进行性的恶化。老年抑郁症患者不会出现中枢神经系统的症状,脑CT检查结果也没有阳性发现,而老年痴呆症患者的情况则相反,他们会有中枢神经系统的症状与体征,不少患者还有高血压、动脉硬化或者"小中风"的病史,脑部CT检查会发现不同程度的脑萎缩或(和)脑梗塞的表现。使用了抗抑郁药物后,老年抑郁症患者会开始康复,恢复到病前自如的神态,而抗抑郁药物对老年痴呆症患者起不到任何作用。

问题13:失眠怎么办?我可以多吃些安眠药让自己睡得好些吗?

失眠是一种常见病,通常是由两种原因造成的:生理因素和心理因素。

生理因素导致的失眠是指由躯体不适、疾病或创伤的疼痛而导致的失眠,如环境改变、噪音、光和空气污染,晚餐过饱、睡前饮茶和咖啡会导致失眠;心理因素导致的失眠则是指由心理困惑导致的失眠,如精神紧张、兴奋、抑郁、恐惧、焦虑、烦闷等会导致失眠。由于担心失眠,从而对夜晚产生恐惧,甚至对床产生焦虑也会导致失眠。

失眠往往会给患者带来极大的痛苦和心理负担,又会因为滥用失眠药物而损伤身体的其他方方面面。建议弄清失眠的原因,再好好调整平时的作息,合理饮食,保持一个愉快的心情有助于改善睡眠。建议多锻炼或者散步,对改善睡眠也非常有效。

第二章 临终关怀

 问题1：如何树立正确的生死观？

（1）克服怯懦思想。目前，老年人的自杀是一个值得重视的问题。自杀本身就是怯懦的表现，因为从一定意义上讲，生比死更有意义。

（2）正确对待疾病。疾病是人类的敌人，它危及人的健康和生存。和疾病做斗争，某种意义上就是和死亡作斗争。积极的心理活动有利于提高人的免疫功能，良好的情绪、乐观的态度和重组的信心是战胜疾病的良药。

（3）树立正确的生命观。任何人都不是为了死亡而来到这个世界的，因此正确的人生观是每个人心理活动的关键。生活、学习、工作、娱乐才构成了人生的意义。唯物主义观点认为，提出生命的尽头，可以使人们认识到个人的局限性，从而思考怎样去追求自己的思想，怎样去度过自己的岁月。从这个意义上说，对"死"的思考，实际上是对整个人生观的思考。

（4）心理上对死亡做好充分准备。当人们步入老年以后，面临的是走向人生的终极——死亡。人们追求优生、优活，也希望善终、优死，即使临近暮年、濒死也不逊色。认识和尊重临终的生命价值，这对于临终的老年人是非常重要的，也是死亡教育的真谛所在。

 问题2：老人临终前常见的症状有哪些？

1. 疼痛

疼痛是临终病人备受折磨的最严重的症状，尤其是晚期癌症患者。其他终末期病人发生严重疼痛的情况较少。在生命的最后几天,超过一半的人会有新的疼痛产生。控制疼痛应及时、有效,正确使用"三阶梯法"止痛。止痛要顺应规律、足量应用,而不是在必要时才用,因为等到疼痛发生时再控制比预防疼痛发生更困难。对无法口服止痛药造成的不安与痛苦,可以使用如皮肤贴片、舌下含化、静脉或肌肉注射等各种方式给予止痛药。除了药物止痛,还可采用其他方法缓解疼痛,如松弛术、催眠术、针灸疗法、神经外科手术疗法。此外,如果患者疼痛难以控制,没有食欲,不要勉强喂食,以免增加负担与痛苦。

2. **呼吸困难**

痰液阻塞、呼吸困难是临终病人的常见症状,应及时吸出痰液和口腔分泌液。当呼吸表浅、急促、困难或有潮式呼吸时,应立即给予吸氧,病情允许时可适当取半坐卧位或抬高头与肩。有的病人由于快速呼吸加上焦虑而引起喘息,可根据医嘱应用抗焦虑剂,必要时使用吗啡降低呼吸速率,同时开窗或使用风扇通风。用手轻柔地抚摸病人,并辅以和声细语,有利于帮助病人恢复平静。此外,如果病人出现痰鸣音即所谓的"濒死喉声",可使用湿冷的气雾进行雾化,使分泌物变稀,使病人易于咳出。床旁备好吸引器。对张口呼吸者,用湿巾或棉签湿润其口腔,或用护唇膏湿润嘴唇,病人睡着时用薄湿纱布遮盖口部。

3. **谵妄**

有的人在去世前会出现谵妄等神志变化,需要考虑癌症脑转移、代谢性脑病变、电解质紊乱、营养异常或败血症等因素。此类症状在下午或晚上会更严重。应密切观察病人的躁动不安,找出可治疗原因,如疼痛、脑缺氧、气喘、膀胱充盈或直肠胀满等,并给予对症护理。

4. **大出血**

严重急性的呕血、便血、阴道出血等,一次出血量在800毫升以上,可出现休克现象,对临终病人来说可以是造成死亡的直接原因,需要迅速给予控制。应准备好镇静剂、止血药及吗啡,以便随时遵医嘱给予病人镇定、止血及止痛。配合医生进行其他止血处理。帮助病人消除精神紧张及情绪波动,陪伴病人并握着他(她)的手。胃肠道出血一般应禁食 24～48 小时,胃部冷敷;呕血病人采取易呕出的体位,防止误吸;使用深色的毛巾擦拭血迹;如便血频繁,可在病人肛周垫上纸垫,病人每次排便后擦拭干净,保持臀部清洁。

问题 3:如何看待气管插管和机械生命支持?

气管插管是将一种特制的气管内导管经声门置入气管的技术,它能为维持气道通畅、通气供氧、呼吸道吸引和防止误吸等提供保证。经口气管插管的使用快速而方便,在呼吸、心跳骤停抢救时较常使用,但经口气管插管固定困难,大多数病人在意识恢复初期会烦躁不安或难以耐受,因此需要进行镇静治疗。经鼻气管插管有效方便,容易固定,但经鼻气管插管气道死腔大,容易导致痰液引流不畅、痰栓形成,甚至阻塞管腔。

对于机械生命支持,主要介绍两种使用较为广泛的技术,即机械通气和血液净化。

机械通气是借助呼吸肌建立气道口与肺泡间的压力差,给呼吸功能不全的患者以呼吸支持,即利用机械装置来代替、控制或改变人体自主呼吸运动的一种通气方式。使用机械通气得当可缓解患者的低氧血症,减少呼吸做功,防止呼吸肌疲劳。当然,机械通气本身也会引起呼吸肌相关肺损伤(临床表现为肺间质气肿、皮下气肿、纵隔气肿、心包积气、气胸和肺水肿等)和呼吸肌相关性肺炎,这些并发症会进一步加重患者的痛苦。

血液净化,也称肾脏替代治疗,是采用净化装置通过体外循环方式来清除人体的代谢废物、异常血浆成分和蓄积在体内的药物或毒物,以纠正人体内环境紊乱的一项治疗技术。在使用血液净化技术时有部分患者因血管通路不畅、滤器凝血等原因可能需要拔管,如果需要继续治疗则须重新置管。此外,血液净化治疗还可能造成人体的水、电解质平衡紊乱,甚至威胁患者的生命。

接受机械通气和血液净化治疗的患者一般入住重症监护病房,即常说的 ICU。由于入住 ICU 的患者病情都是危重的,需要持续监护、进行各种诊疗操作,各种噪音和灯光刺激造成的睡眠剥夺、邻床患者的抢救与去世等恶性刺激,都会使患者感到极度"无助"和"恐惧",甚至躁动挣扎,患者容易陷入极度痛苦之中。虽然在运用机械通气时,为了减少人机对抗,医生会给患者使用适量镇静剂,但是患者的听觉和感知仍存在。

问题4：当死亡来临时可以放着音乐为病人送行吗？

音乐可以通过作用于感觉器官对人产生安定的目的,从而调节情绪,达到镇痛、降压、镇静的目的。这是因为一方面音乐通过带有一定能量的声波振动作用于人体,使体内各器官产生和谐共振,从而协调内脏功能,减少呼吸道阻力、改善循环、调节胃肠蠕动和调整神经内分泌系统功能;另一方面,音乐还可以提高大脑皮层神经细胞的兴奋性、活跃和改善情绪,通过心理调整,减轻抑郁状态,提高情绪的稳定性,所以音乐疗法对临终病人具有身心兼治的作用。一些临终关怀病房会配有音响设施,护理人员和亲属可询问临终病人是否愿意听音乐以及喜欢什么类型的音乐,如果需要,可以按照病人的要求将音乐调好,使病人在自己喜爱的音乐声中安详离去。这样做也可使悲伤、恐惧的临终气氛有所缓和。因此,让临终病人积极参与音乐疗法,可减轻病人痛苦、抒发情感、诱发其过去的回忆、给悲痛以安慰等,对于病人安详离世是非常有帮助的。

问题5：遗体护理的过程及注意事项有哪些？

遗体护理是对临终患者实施整体护理的最后步骤,也是临终关怀的重要内容之一。在遗体护理过程中,应尊重死者及家属的民族习惯和意愿,若家属有要求,可以与家属一起进行遗体护理。具体护理方法如下:

将遗体放平,头下垫一软枕,防止面部瘀血变色;给患者洗脸,避免面部变形,使面部稍显丰满;闭合其口、眼,以维持遗体外观,符合习俗;将棉花垫塞于口、鼻、耳、肛门、阴道等孔道,防止液体外溢;为死者脱去衣裤,擦净全身,更衣梳发,以保持遗体清洁,维持良好的遗体外观;为死者穿上衣裤,将遗体识别卡系在遗体右手腕部,把遗体放进尸袋里拉锁拉好,将第二张遗体识别卡缚在遗体腰前的尸袋上,将遗体送往太平间,置于停尸屉内或殡仪馆灵车上的尸箱内,将第三张遗体识别卡放在尸屉外面,冷藏,防止遗体腐败;整理患者遗物并交还家属,若家属不在,应由两人清点,并列出清单,交护士长保管。

遗体护理应在医生开出死亡通知并得到家属许可后方可进行。患者死亡后应及时进行遗体护理,以防止遗体僵硬。在与家属沟通过程中要具有同情心和爱心,要体现出对死者家属的关心和体贴。护士应以高尚的职业道德和情感,认真做好遗体护理。对于传染病患者的遗体应使用消毒液擦洗,并用消毒液浸泡的棉球填塞各孔道,将遗体用尸单包裹后装入不透水的袋中,并作出传染标示。

(李惠玲、陈诗)

第四篇

居家养老护理技术

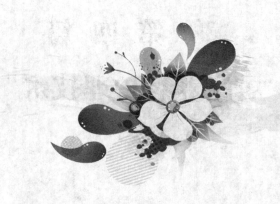

第一章　居家养老常用护理技术

问题1：什么是心脏骤停？

心脏骤停是指心脏射血功能的突然终止，是心脏性猝死的最主要原因。心脏骤停导致血液循环中断，引起全身严重缺血、缺氧。心脏性猝死是指急性症状发作后1小时内以意识突然丧失为特征、由心脏原因引起的死亡。

导致心脏骤停的主要原因包括心源性和非心源性因素。心源性原因是因心脏本身的疾病所致。冠心病是造成成人心脏骤停的最主要原因，约80%的心脏性猝死是由冠心病及其并发症引起。各种心肌病引起的心脏性猝死约占5%~15%，如肥厚梗阻型心肌病、致心律失常型心肌病等。严重缓慢型心律失常和心室停顿是心源性猝死的另一重要原因。非心脏性原因是因其他疾患或因素影响心脏所致，如各种原因所致的呼吸停止、神经系统疾病如大面积脑梗、脑出血、电解质紊乱、药物中毒等。

问题2：呼吸心脏骤停的常见临床表现有哪些？

呼吸心脏骤停后，血液停止流动，脑血流量急剧减少，可引起明显的循环系统和神经系统症状。具体临床表现为：急性意识丧失或全身短暂性抽搐（多在心搏骤停10~20秒内出现），面色由开始苍白迅速呈现紫绀；心音消失、颈动脉搏动消失、血压测不出（立即出现）；呼吸骤停或呼吸开始抽泣样逐渐缓慢继而停止（立即或延长至60秒后停止）；瞳孔散大、固定（30~40秒后出现）。

呼吸心脏骤停时，以突然意识丧失，昏迷、紫绀和颈动脉搏动消失而扪不到为最重要。成人通常是检查颈动脉搏动，也可触及股动脉。

 问题 3：什么是心肺复苏？

心肺复苏是针对心脏、呼吸停止的急症危重病人所采取的关键抢救措施，即胸外按压形成暂时的人工循环并恢复心脏自主搏动和血液循环，采用人工呼吸代替自主呼吸并恢复自主呼吸，电除颤转复心室颤动，以及尽早使用血管活性药物来重新恢复自主循环的急救技术。在心脏骤停的最初 3~5 分钟给予患者有效标准的心肺复苏是抢救患者成功的关键。

 问题 4：出现呼吸心脏骤停应如何进行急救？

心肺复苏的基本程序是 C、A、B，分别是指胸外按压、开放气道、人工呼吸。具体流程如下：

1. 在安全的情况下，快速识别和判断心脏骤停

（1）判断患者有无意识。采取轻拍患者双肩的方法，并大声呼喊"喂，你怎么了？"如果认识患者，可直接呼喊其名字。同时快速检查患者是否有呼吸，目视胸廓有无起伏，应在 10 秒内完成。

（2）呼救。如发现患者无反应、无呼吸，应立即呼叫周围的人来协助抢救。此外，还应立即拨打 120 进行呼救。在救助淹溺、窒息性心脏骤停患者时，急救者应先进行 5 个周期（2 分钟）的心肺复苏，然后拨打 120。

（3）将患者安置于复苏体位。复苏体位即仰卧位，头、颈部应与躯干保持在同一轴面上，头部位置尽量低于心脏，使血液容易流向头部，双手放置在身体两侧，解开上衣，暴露胸部。如果患者摔倒时面部向下，应在呼救时小心转动患者，一手固定其颈后部，另一手固体其一侧腋部（适用于颈椎损伤）或髋部（适用于胸椎或腰椎损伤），使全身整体轴式翻身，以防造成脊髓损伤，使患者躺在平实的地面或者床板上。

2. 循环支持

（1）判断大动脉搏动。对于非专业人员，不再强调训练其检查脉搏，只要发现无反应的患者没有自主呼吸就应按心脏骤停处理。对于医务人员，成年人一般以食指和中指并拢触摸患者颈动脉以感觉有无搏动（搏动触点在气管正中部位向旁滑移2~3cm，胸锁乳突肌内侧缘）（图5-1）。检查脉搏的时间一般不能超过10秒，如10秒内仍不能确定有无脉搏，应立即实施胸外按压。

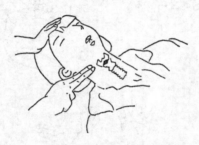

图5-1 判断患者有无脉搏，触摸颈动脉

（2）胸外按压。操作时根据患者身体位置的高低，站立或跪在患者身体的任何一侧均可。必要时，应将脚下垫高，以保证按压时两臂伸直、下压力量垂直。将一只手的掌根放在患者胸部的中央、胸骨下半部上，成人在两乳头连线之间的胸骨处，将另一只手的掌根置于第一只手上，两手手指交叉紧紧相扣，手指尽量向上、不接触胸壁（图5-2）。按压时双肘须伸直，垂直向下快速用力按压（图5-3），成人按压频率为至少100次/min，下压深度至少为5cm，每次按压之后应让胸廓完全回弹。按压时间与放松时间各占一半左右，放松时掌根部不能离开胸壁，以免按压点移位。按压与通气的比率为30∶2。如双人或多人施救，应每2分钟或5个周期心肺复苏（每个周期包括30次按压和2次人工呼吸）更换按压者，并在5秒钟内完成转换，尽量减少按压及通气中断。

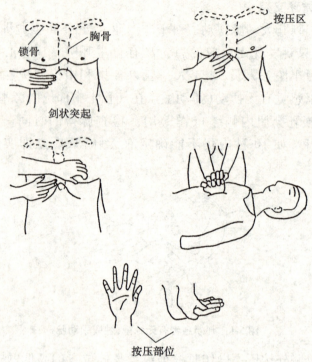

图5-2 胸外心脏按压定位方法示意

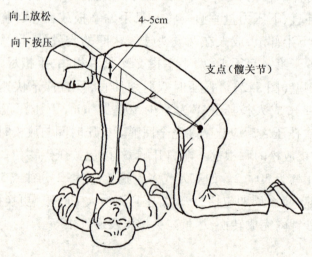

图5-3 急救者双肩垂直向下按压示意

（3）胸外心脏按压的注意事项。确保正确的按压部位，按压力量不能集中在胸骨上，以免造成肋骨骨折。按压应稳定而有规律地进行，下压用力要垂直向下，不要忽快忽慢、忽轻忽重，身体不能前后晃动，不要间断，以免影响心排血量。放松时要完全，使胸部充分回弹扩张，手掌根部不要离开胸壁，以保证按压位置的准确。最初做口对口吹气与胸外心脏按压 4~5 个循环后，检查一次生命体征；以后每隔 4~5 分钟检查一次生命体征，每次检查时间不得超过 10 秒。

3. 开放气道

如发现口腔内有异物，如食物、呕吐物、泥沙、假牙等，均应尽快清理，以免造成气道阻塞。常用的开放气道方法包括：

（1）仰头抬颏法。适用于头和颈部没有损伤的患者。具体做法为：用一手小鱼际放在患者前额向下压迫；另一只手的食指、中指并拢，放在下颌角处向上抬起、头部后仰，气道即可开放（图 5-4）。注意手指勿用力压迫颈部软组织，以防造成气道梗阻。

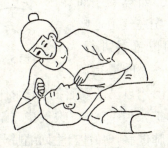

图 5-4　仰头抬颏法

（2）托颌法。适用于疑似头颈部创伤者，此法开放气道比较安全。具体做法为：站立或跪在患者头顶部，肘关节支撑在患者仰卧的平面上，两手分别放在患者头部两侧，分别用两手食指、中指固定住患者两侧下颌角，小鱼际固定住两侧颞部，拉起两侧下颌角，使头部后仰，气道即可开放。如果患者紧闭双唇，可用拇指把口唇分开（图 5-5）。

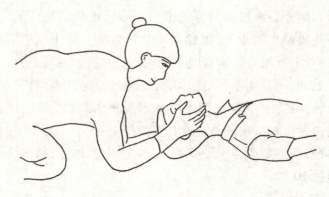

图 5-5 托颌法

4. 人工呼吸

当患者没有呼吸时应立即采用口对口、口对面罩、球囊—面罩或球囊对高级气道等人工呼吸方法。由于条件所限，院外一般采用口对口人工呼吸。专业人员也可选择其他通气方式，如球囊—面罩、气管插管等。首先在气道通畅和患者口部张开的位置时进行。急救者用按压前额一手的拇指和

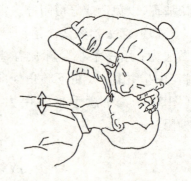

图 5-6 口对口人工呼吸

食指捏紧患者的鼻孔，用自己的双唇把患者的口完全包绕，然后吹气 1 秒以上，使胸廓扩张（图 5-6）；吹气毕，施救者松开捏鼻孔的手，让病人的胸廓及肺依靠其弹性自主回缩呼气，同时均匀吸气；以上步骤再重复一次。给予人工呼吸前，正常吸气即可，无须深吸气。如患者面部受伤妨碍了进行口对口人工呼吸，可进行口对鼻通气。深呼吸一次并用嘴封住患者的鼻子，抬高患者的下巴并封住口唇，对患者的鼻子深吹一口气，移开急救者的嘴并用手将患者的嘴敞开，使气体出来。每次吹气量 700～1000 毫升（或 10 毫升/kg），每次吹气持续 2 秒，见到患者胸部出现起伏即可。吹气时如患者无胸部起伏或感觉阻力增加，应考虑到气道未开放或气道内存在异物阻塞。

5．早期除颤

室颤是成人心脏骤停最初发生的、较为常见且较容易治疗的心律。对于心脏骤停患者，如果能在意识丧失的3~5分钟内立即实施心肺复苏及除颤，存活率是最高的。除颤需用到除颤仪，院外现场急救时一般不具备该条件，此时应在不间断心肺复苏的情况下等待120救援。

6．心肺复苏的有效指标

（1）颈动脉搏动。按压有效时，每按压一次可触摸到颈动脉搏动一次，若中止按压后搏动亦消失，则应继续进行胸外按压；如果停止按压后脉搏仍然存在，说明病人心跳已恢复。

（2）面色及口唇。复苏有效时，面色由紫绀转为红润，若变为灰白，则说明复苏无效。

（3）自主呼吸出现。自主呼吸的出现并不意味着可以停止人工呼吸，如果自主呼吸微弱，仍应坚持人工辅助呼吸。

（4）其他。复苏有效时，可出现瞳孔由大变小并有对光反射，甚至有眼球活动及四肢抽动。

7．终止抢救的标准

现场心肺复苏应坚持不间断地进行，不可轻易做出停止复苏的决定，具备下列条件者，现场急救人员方可考虑终止复苏：

（1）患者呼吸和循环已有效恢复。

（2）无心跳和自主呼吸，心肺复苏在常温下持续30分钟以上，120急救人员到场确定患者已死亡。

（3）有120急救人员接手承担复苏或其他人员接替急救。

 问题5：常用止血方法有哪些？

1．包扎止血

一般以无明显动脉性出血为宜。对于小创口出血，有条件时先用生理盐水冲洗局部，再用消毒纱布覆盖创口，绷带或三角巾包扎。无条件时可用冷开水冲洗，再用干净毛巾或其他软质布料覆盖包扎。

如果创口较大且出血较多,则要加压包扎止血,同时将受伤部位抬高也有利于止血。包扎的压力应适度,以达到止血而又不影响肢体远端血液循环为度。包扎后若远端动脉还可触到搏动,皮色无明显变化即为适度。严禁将泥土、面粉等不洁物撒在伤口上,以防造成伤口进一步污染,给下一步清创带来困难。

2. 指压法止血

用于急救处理较急剧的动脉出血。手指压在出血动脉近心端的邻近骨头上,阻断血运来源。指压法止血属于应急止血措施,因动脉有侧支循环,故效果有限,有条件时应及时改用其他止血方法。常用压迫止血点如下:

(1) 头面部(图5-7)

① 压迫颞动脉:手指压在耳前下颌关节处,可止同侧上额、颞部及前头部出血。

② 压迫颌外动脉:手固定头部,另一手拇指压在下颌角前下方,可止同侧脸下部及口腔出血。

③ 压迫颈动脉:将同侧胸锁乳突肌中段前缘的颈动脉压颈椎横突上,可止同侧头颈部、咽部等较广泛出血。注意压迫时间不能太长,也不能两侧同时压迫,以防引起严重脑缺血,更不能因匆忙而将气管压住,引起呼吸受阻。

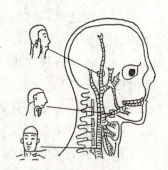

图5-7 头面部出血常用指压部位

(2) 肩部和上肢出血(图5-8)

① 压迫锁骨下动脉:在锁骨上窝内1/3处按到动脉搏动后,将其压在第一肋骨上,可止肩部、腋部及上肢出血。

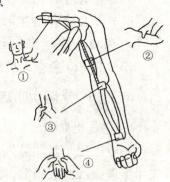

图5-8 肩部和上肢出血常用指压部位

② 压迫肱动脉：在肱二头肌内侧沟触到搏动后，将其压在肱骨上，可止来自上肢下端前臂的出血。

③ 压迫尺、桡动脉：在手掌腕横纹稍上方的内、外侧触到搏动后，将其压在尺骨和桡骨上，可止手部出血。

(3) 下肢出血（图5-9）

① 压迫股动脉：在腹股沟韧带中点搏动处，用拳头或双手拇指交叠用力将其压在耻骨上支，可止大腿出血。

② 压迫腘动脉：在腘窝中部触到搏动后压迫腘动脉，可止小腿出血。

③ 压迫胫前、后动脉：压迫足背中部近脚腕处的搏动点（胫前动脉）和足跟内侧与内踝之间的搏动点（胫后动脉），可止足部出血。

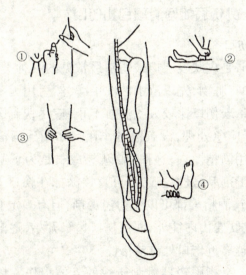

图5-9　下肢出血常用指压部位

3. 止血带法止血

当发生较大的肢体动脉出血时，为运送伤员方便起见，应上止血带。用橡皮带、宽布条、三角巾、毛巾等均可。

① 上肢出血：止血带应结扎在上臂的上1/3处，禁止扎在中

段,避免损伤桡神经。

②下肢出血:止血带扎在大腿的中部。上止血带前,先要将伤肢抬高,尽量使静脉血回流,并用软织敷料垫好局部,然后再扎止血带,以止血带远端肢体动脉刚刚摸不到为度。

注意:止血位置应正确,使用止血带应严格掌握适应和要领,如果扎得太紧、时间过长,均可引起软组织压迫坏死和肢体远端血运障碍。如果扎得不紧,动脉远端仍有血流,而静脉的回流完全受阻,反而造成伤口出血更多。止血带不能直接扎在皮肤上,应先用衬垫垫好再扎止血带,以防勒伤皮肤。扎好止血带后,一定要做明显的标志,写明上止血带的部位和时间,以免忘记定时放松,造成肢体缺血时间过久而坏死。上止血带后每0.5小时到1小时放松1次,放松3~5分钟后再扎上,放松止血带时可暂用手指压迫止血。

  问题6:外伤后如何清理包扎伤口?

1. 清理伤口

(1)擦伤,是皮肤表层擦破伤中最常见的一种类型,通常伤势较轻。伤口如有脏物,先以清水冲洗干净,然后用无菌纱布及药水胶布盖好伤口,若伤口比较大或流血不止,应尽快到医院诊治。创可贴一般属于应急处理,没有消毒作用。如用碘酒消毒伤口周围皮肤,必须再用酒精擦去,这种"脱碘"方法,是为了避免碘酒灼伤皮肤,这些消毒剂刺激性较强,不可直接涂抹在伤口上。30%双氧水(过氧化氢)、酒精等都可以作为消毒剂,但有一定刺激性。消毒创面周围的皮肤要由内往外,即由伤口边缘开始,逐渐向周围扩大消毒区,这样越靠近伤口处越清洁。

(2)刺伤,是指由锐器戳刺所致的人体损伤。常见的锐器有针、剪、木刺等,损伤特点为皮肤伤口小,但往往造成深部组织损伤,因引流不畅,易继发化脓性感染或破伤风等。对于刺伤导致的出血不要马上按住,因为流血可以带出脏的异物,降低感染几率。刺伤一般需要到医院注射抗破伤风药物。

(3)割伤,是指锐器作用于人体所致的软组织损伤。常见的锐器有刀刃、玻璃片和竹片等,割伤的伤口边缘整齐,周围组织破坏相对轻,由于伤口比较干净,普通清洗即可。如果出血较多,则须用直接压迫法止血,即用手指或手掌隔着消毒纱布直接压住伤口(没有异物的部位)控制出血,大约施压5～15分钟,止血后再包扎妥当。对于玻璃割伤导致的伤口,应仔细观察,如怀疑有异物,可用清水反复冲洗,若发现异物嵌在伤口内,应尽快到医院治疗。应避免盲目自行拔出异物,以免导致伤口大量出血。

(4) 咬蜇伤,通常以猫狗抓咬伤、蜂蜇伤为主。猫狗抓咬伤对组织有切割、撕扯作用,常伴有不同程度的组织挫裂伤,由于动物脚爪和口腔中有大量细菌可进入伤口,因此切不可忽视伤口的处理。就地、立即、彻底冲洗伤口是决定治疗成败的关键。对于较深的伤口宜清创,彻底清除异物和坏死组织,用大量生理盐水、新洁尔灭溶液、双氧水(过氧化氢)等冲洗,伤口原则上不缝合,同时使用抗生素、抗狂犬病疫苗和破伤风抗毒素。

蜂蜇伤是蜂类的尾针刺伤皮肤时毒液注入皮内所致。常见有蜜蜂蜇伤和黄蜂蜇伤。局部处理可用小针挑拨或胶布粘贴取出蜂刺,不要挤压,以免毒汁进入皮内引起严重反应。蜜蜂蜂毒为酸性,可用弱碱性液(如5%碳酸氢钠液)湿敷中和毒素;黄蜂蜂毒为碱性,可用醋酸中和,局部红肿处可外用炉甘石洗剂。

(5) 烧伤与烫伤,多为火焰、热液(水、汤、油等)、蒸汽所引起的组织损害。处理时通常需要摘除手表、指环等束缚物,以免伤口肿胀时难以脱掉;不要用冰块覆盖伤口,以免进一步破坏皮肤的细胞组织;不要随意用物料如红药水、紫药水、醋、酱油、肥皂、牙膏、生姜汁或蛋白等涂搽,以免导致伤势恶化。受伤部位出现的水疱不要擅自刺破,以免造成感染。严重的烧伤或烫伤,须尽快送医院救治。

另外有一些特殊情况的伤口需要格外受关注,比如糖尿病病人,即使是一些微不足道的小伤口,都可能酿成慢性的皮肤炎症,因为血糖控制不好的患者,抵抗力比较差,容易发生细菌感染,加上血管病变使末梢循环不良,使皮肤伤口不易愈合;当伤口出现红肿、疼痛而且逐渐加重，并产生分泌物时，表示伤口已有深度的感染现象，一定要及时就医；如果有刺入体腔或血管附近的异物，切不可轻率地拨出，以防损伤血管或内脏，引起危险，现场不必处理。遇到一些特殊严重的伤口，如内脏脱出时，不应送回，以免引起严重的感染或发生其他意外，原则上可用消过毒的大纱布或干净的布类包好，然后将用酒精涂擦或煮沸消毒后的碗或小盆扣在上面，再用带子或三角巾包好。

2. 包扎伤口

清洁处理伤口后，要做好包扎。包扎具有保护伤口、压迫止血、减少感染、减轻疼痛、固定敷料和夹板等作用。包扎时，要做到快、准、轻、牢。快，即动作敏捷迅速；准，即部位准确、严密；轻，即动作轻柔，不要碰撞伤口；牢，即包扎牢靠，不可过紧，以免影响血液循环，也不能过松，以免纱布脱落。

包扎伤口，不同部位有不同的方法。包扎材料最常用的是卷轴绷带和三角巾，家庭中也可以用相应材料代替。卷轴绷带系用纱布卷成，一般长5米。将一块方巾对角剪开，即成两块三角巾，三角巾应用灵活，包扎面积大，各个部位都可以应用。

问题7：一般外伤急救包扎的方法有哪些？

1. 三角巾包扎法

对较大创面、固定夹板、手臂悬吊等，必须应用三角巾包扎法。

（1）普通头部包扎法。先将三角巾底边折叠，把三角巾底边放于前额拉到脑后，相交后先打一半结，再绕至前额打结，最后将顶角向上反折嵌入底边内（图5-10）。

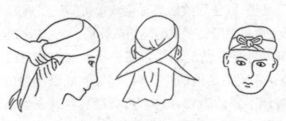

图 5-10　普通头部包扎法

（2）风帽式头部包扎法。将三角巾顶角和底边中央各打一结成风帽状。顶角放于额前，底边结放在后脑勺下方，然后将两底边拉紧并向外反折数道折后，交叉包绕下颌部后绕至后脑勺下方，在预先做成的底边结上打结（图5-11）。

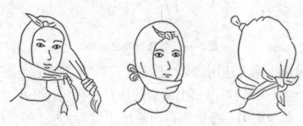

图5-11　风帽式头部包扎法

（3）普通面部包扎法。将三角巾顶角打一结，适当位置剪孔（眼、鼻处）。打结处放于头顶，三角巾罩于面部，剪孔处正好露出眼、鼻。三角巾左右两角拉到颈后在前面打结（图5-12）。

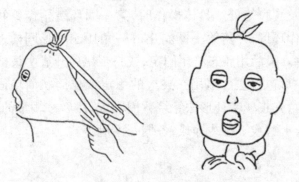

图5-12　普通面部包扎法

（4）普通胸部包扎法。将三角巾顶角向上，贴于局部，如系右胸受伤，顶角放在左肩上，底边扯到背后在后面打结，再将右角拉到肩部与顶角打结（图5-13）。背部包扎与胸部包扎相同，唯位置相反，结打于胸部。

（5）注意事项。

① 一般家庭没有三角巾，但其在急救时用途较广，应配备。三角中的制作很简单，将一米见方的布从对角线剪开即成。

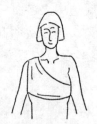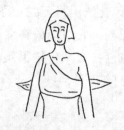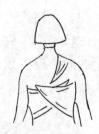

图 5-13　普通胸部包扎法

② 三角巾除上述用法外,还可用于手、足部的包扎,还可对脚挫伤进行包扎固定,对不便上绷带的伤口进行包扎和止血。

③ 三角巾的另一重要用途为悬吊手臂,可对已用夹板的手臂起固定作用,还可对无夹板的伤肢起到夹板固定作用。

2. 绷带包扎法(图 5-14)

(1) 环形包扎法。这是绷带包扎法中最基本、最常用的一种方法,一般小伤口清洁后的包扎都是用此法。它还适用于颈部、头部、腿部以及胸腹等处。具体操作时,第一圈环绕稍作斜状,第二圈、第三圈作环形,并将第一圈斜出的一角压于环形圈内,这样固定更牢靠些。最后用胶布将尾固定,或将带尾剪开成两头打结。

(2) 蛇形包扎法。多用在夹板的固定或作筒状简单固定时。具体操作时,先将绷带环形法缠绕数周固定,然后按绷带的宽度作间隔的斜着上缠或下缠绕即成,各周互不遮盖。

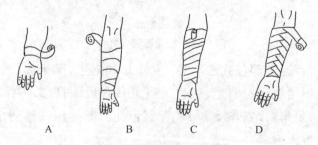

A　　B　　C　　D

图 5-14　绷带包扎的基本方法

(3) 螺旋形包扎法。多用在粗细差不多的地方,如上臂、手指、躯干、大腿等。具体操作时,先按环形法缠绕数圈固定,然后上缠每圈盖住前圈的1/3~1/2成螺旋形。

（4）螺旋反折包扎法。多用在粗细不等的地方，如前臂、小腿等。具体操作时，每周缠绕均将绷带向下反折，并遮盖上一周的1/3~1/2，反折部位应位于相同部位，使之成一直线。注意不可在伤口上或骨隆突处反折。

（5）注意事项。

① 包扎卷轴绷带前要先简单清理创口并放置消毒敷料。不得用手或脏物触摸伤口，不得用水冲洗伤口（化学上或有泥沙等脏物除外），不得轻易取出伤口内异物，不得把脱出体腔的内脏还纳，操作时要小心谨慎。

② 包扎时，先展开绷带的外侧头，背对患部，一边展开，一边缠绕。无论何种包扎形式，均应环形起、环形止，松紧适当，平整无褶。最后将绷带末端剪成两半，打方结固定。结应打在患部的对侧，不应压在患部之上。

③ 包扎时一定要松紧适当，过松易滑脱而失去作用，过紧则造成压迫。骨折时其夹板绷带的长度最低应超过骨折部上、下两关节，否则达不到固定之目的，反而有害。

④ 包扎方向应从远心端向近心端，以帮助静脉血液回流。包扎四肢时应将指（趾）端外露，以便观察血液循环。

⑤ 包扎时伤员要取舒适体位，皮肤皱褶处与骨隆突处要用棉垫或纱布做衬垫。

⑥ 解除绷带时，先解开固定结或取下胶布，然后两手互相传递松解。紧急时或绷带已被伤口分泌物浸透干涸时，可用剪刀剪开。

问题8：如何使用轮椅？

轮椅是一部分行动不便老人的好帮手，使用轮椅也有不少好的方法和技巧。

1. 乘坐轮椅

移近轮椅，扳动驻立刹车，刹住左右后轮固定住轮椅，这时候乘坐者可扶住左右扶手,慢慢坐到坐垫上,然后将脚踏板展开。这时如果脚踏板的高度对于乘坐者而言过高或过低,可以由家属或护理者对脚踏板的高度进行调节。脚踏板调好后,系好安全带,松开驻立刹车即可推行。

2. 在平地上推动轮椅

(1)臀部坐稳,身躯保持平衡,头仰起,向前。

(2)双臂向后,肘关节稍屈,手抓轮环后部,双臂向前,伸肘。

(3)身体略向前倾,多次重复,借助上身产生的前冲力使手臂力量增强。

3. 轮椅在平地上倒退

(1)双臂在轮把之间绕过椅背,伸肘置双手于手动圈上。

(2)倾身向后,压低双肩,使手臂能用足够力气将车轮向后推动,对于不能将轮椅推上斜坡者,亦可运用这一方法使轮椅倒上斜坡。

(3)偏瘫患者患肢与健侧协调运动推动轮椅行进。

4. 在斜坡上推动轮椅

(1)上坡,身体前倾。双手分别置于手动圈顶部之后,腕关节背伸、肩关节屈曲并内收向前推动车轮。通过转换车轮方向,使之与斜坡相交还能使轮椅在斜坡上立足。

(2)下坡,伸展头部和肩部,并应用手制动,可将双手置于车轮前方或在维持腕关节背伸时将一掌骨顶在手动圈下方进行制动。坡度过陡时要由家属或护理者控制,要保持轮椅缓慢倒行下坡,上坡时即为正常的推行(图5-15)。

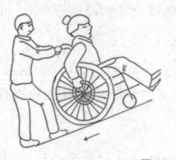
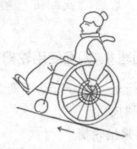

图 5-15

5. 转换轮椅方向(以转向左侧为例)

(1) 将左手置于手动圈后方。

(2) 左臂略向外侧旋转,从而将身体重量通过左手传递至车轮内侧。

(3) 以左手将右侧车轮向后转动,同时右手在正常姿势下将右侧车轮转向前方。

6. 下轮椅

乘坐者下轮椅车时,必须先扳下驻立刹车固定住轮椅,然后收起脚踏板,待双脚踩稳地面后松开安全带,乘坐者手握扶手或由家属、护理者搀扶站离轮椅。

 问题9：使用轮椅时应注意哪些问题?

(1) 千万不能踩着脚踏板上下轮椅车,以免造成轮椅前翻,伤害乘坐者。

(2) 驻立刹车的作用是轮椅在停止状态时固定轮椅,保持轮椅稳定,当轮椅在行驶过程中或上下坡时千万不能使用驻立刹车,以免造成翻车。

(3) 在行驶的过程中,如由家属或护理者推行,遇到低矮的障碍物时,须先告知乘坐者,让乘坐者双手抓握扶手,后背紧贴轮椅靠背,然后家属或护理者双手握住把手套,同时用脚踩大架后面的脚踏管,使前轮抬起越过障碍物。后轮碰到障碍物时,双手紧握把手套向上提起后轮越过障碍物；如果遇到大的障碍物或台阶,家属或护理者同样必须先告知乘坐者,让乘坐者双手抓握扶手,后背紧贴轮椅靠背,然后由两个人抓握轮椅两侧的大架,将轮椅平抬,越过障碍物。

(4) 家属或护理者推行时,要注意乘坐者的安全、稳定、舒适与保暖,动作轻稳,车速不宜过快。如移动有意识障碍的老人还应另有其他人的帮助,以防发生意外。

问题10：拐杖分为几种类型？

根据杖的结构和使用方法，拐杖可分为手杖和腋杖。

（1）手杖。为一只手扶持以助行走的工具。

① 单足手杖，用木材或铝合金制成，适用于握力好、上肢支撑力强者，如偏瘫患者的健侧、老年人等。

② 多足手杖，由于有三足或四足，支撑面广且稳定性好，因此多用于平衡能力欠佳、用单足手杖不够安全的患者。

（2）腋杖。用于截瘫或外伤较严重的患者，手臂力量要强，包括固定式和可调式。

问题11：如何选择合适的拐杖长度？

选择合适长度的杖是保障老年朋友安全、最大限度发挥杖功能的关键。

（1）手杖长度。让患者穿上鞋或下肢矫形器站立，肘关节屈曲150度，腕关节背屈，小趾前外侧15cm至背伸掌面的距离即为手杖的长度。

（2）腋杖的长度。确定腋杖长度最简单的方法是：身长减去41cm的长度即为腋杖的长度；站立时股骨大转子的高度即为把手的位置。测量时患者应着常穿的鞋站立。若患者下肢或上肢有短缩畸形，可让患者穿上鞋或下肢矫形器仰卧，将腋杖轻轻贴近腋窝。在小趾前外侧15cm与足底平齐处即为腋杖最适当的长度。

问题12：如何使用拐杖？

手杖使用比较简单，这里不再赘述，现将腋杖行走的步态介绍如下：

（1）四点式。适用于无法以任何一脚支持身体全部重量者。

步骤：右拐→左脚→左拐→右脚。

（2）三点式。适用于某一腿无法支持身体重量，但另一腿及双臂正常者。

步骤：患肢与两侧拐杖先行→健肢。

（3）两点式。适用于腿部无法支撑重量，但肌肉协调、平衡好、臂力强者。

步骤：双拐向前→摇摆身体向前。

（4）摇摆步态。应用于横越街道、必须快速通行的场合。

步骤：双拐向前→摇摆身体向前。

（5）上下楼梯。上楼梯时，健肢先上、双拐及患肢同时跨上阶梯；下楼梯时，双拐及患肢同时跨下阶梯。

问题13：使用拐杖应注意哪些问题？

（1）使用拐杖前，先练习增强手臂力量的运动，如举沙袋。

（2）拐杖高度为腋垫应离腋下约两指宽，勿让腋垫紧靠腋下，也不能将身体压在拐杖上休息，以免压迫腋部神经而造成手臂麻痹。

（3）正确姿势为抬头挺胸，将重量放在手掌上，撑起身体重量。

（4）使用拐杖时不可穿着拖鞋、高跟鞋或丝袜，应穿着平稳的鞋子以防跌倒，并小心行走。

（5）行走时要注意周围环境安全，地板以干燥平稳为佳，避免行走于崎岖湿滑的路面。

问题14：颈托的作用是什么？

颈托是颈椎病辅助治疗器具，能起到制动和保护颈椎，减少神经的磨损，减轻椎间关节创伤性反应，并有利于组织水肿的消退和巩固疗效、防止复发的作用。颈托可应用于各型颈椎病，对急性发作期患者，尤其对颈椎间盘突出症、交感神经型及椎动脉型颈椎病的患者更为适合。

问题15：如何选择颈托的尺寸？

颈托后片上缘应靠近枕骨，下缘应靠近双肩。前片边缘压于后片之上，下颌可以完全放入颈托前片的下凹槽内，下颌宽度可以较合适地贴合前片弧度,左右两侧下颌与前片弧度相差小于1cm。

问题16：如何佩戴颈托?

佩戴流程如下(以卧床为例,图5-16)：

(1) 穿贴身衣服一件。

(2) 将患者平移至一侧床旁,并协助轴向翻身至侧卧位,为患者佩戴颈托后片。

(3) 协助患者轴向翻身为平卧位,为患者佩戴颈托前片,颈托前片边缘压住后片。

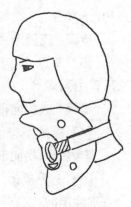

图5-16 佩戴颈托

(4) 系好尼龙搭扣,并检查颈托松紧度,以可伸入一指为宜。

问题17：佩戴颈托时应注意哪些问题?

(1) 保持颈部清洁,防止颈部皮肤过敏,个别患者对泡沫颈托易产生过敏反应,使用时可在颈托内面垫上小毛巾,小毛巾每天更换。进食时防止食物从下颌污染颈部,定期清洁颈部的皮肤。

(2) 正确掌握使用时间,依病情而定,一般手术病人使用时间为1~3个月,颈托可以白天戴上,休息时除去,卧床时可解除颈托前半部分,用颈托的后半部分固定颈部。长期使用颈托可引起颈背部肌肉萎缩、关节僵硬,非但无益反而有害,所以穿戴时间不可过久,在症状逐渐减轻后要及时除去,并加强肌肉锻炼。在停止使用颈托前,必须到医院进行复查,再决定停止使用的时间。

问题18：腰托的作用是什么?

腰托是通过矫正腰椎内在病理变化所致的不良体位,使腰椎保持制动与稳定状态,从而使损伤的椎间盘充分休息,其主要作用为制动和保护。

1. 制动作用

当佩戴上腰托时,对腰椎的活动,尤其是前屈活动会起到限制作用,使腰椎局部组织可以得到相对充分的休息,缓解肌肉痉挛,促进血运的恢复,消散致痛物质,使神经根周围及椎间关节的炎症反应得以减轻或消失。

2. 保护作用

腰托能加强腰椎的稳定性,因此当腰椎间盘突出症的患者经卧床或牵引后开始下地活动时,佩戴腰托可加强保护,使腰椎的活动量和活动范围受到一定限制,巩固前期治疗效果。

问题19：如何选择腰托的尺寸?

应佩戴与自身腰长度、周径相适应的腰托,腰托后侧不宜过度前凸,禁止使用过窄的腰托,也不要使用过短的腰托。

问题20：如何佩戴腰托?

佩戴流程如下(以卧床为例,图5-17):

（1）穿贴身衣服一件。

（2）平移至一侧床旁,左侧轴向翻身取侧卧位。

（3）将腰托左侧向内卷成筒状,放入身下,使腰托正中线的位置正对着患者脊柱。

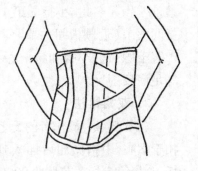

图5-17　佩戴腰托

（4）轴向翻身至平卧位,先后将腰托内外侧固定片粘牢,并检查松紧度,以可伸入一指为宜。

问题21：佩戴腰托时应注意哪些问题?

（1）保证腰托的内外、上下位置正确,腰围上缘位于肋下缘,下缘位于臀裂处。

（2）注意观察有无皮肤压迫,避免皮肤磨损,每天应清洁佩戴处的皮肤。

（3）佩戴腰托期间不宜负重,不宜弯腰拾物,可蹲下拾物,以直立行走为主。

（4）症状重时要经常带，尤其是久站或久坐时，睡眠及休息时可取下，佩戴腰托的时间一般为 4~6 周，最长不应超过 3 个月，应严格遵守医生的指导。

 问题 22：足底按摩有哪些好处？

刺激足部的穴位、反射区和经络，使得血液循环畅通，促进内分泌平衡，排除积聚在体内的废物和毒素，使新陈代谢作用正常运作，最终达到自然保健效果。

 问题 23：足底按摩有哪些常用手法？

1．扣拳法

单食指扣拳法是指施术者一手扶持受术者的足，另一手半握拳，中指、无名指、小指的第 1、2 指间关节屈曲，以食指中节近第 1 指间关节（近侧指间关节）背侧为施力点，作定点顶压。此法适用于肾上腺、肾、小脑和脑干、大脑、心、脾、胃、胰、小肠、大肠、生殖腺等足底反射区。

2．双指钳法

（1）要领：操作者的无名指、小指第 1、2 指关节各屈曲 90 度紧扣于掌心，中指微屈后插入到被按摩足趾与另一足趾之间作为衬托，食指第 1 指关节屈曲 90 度，第 2 指关节的尺侧面（靠小指侧）放在要准备按摩的反射区上，拇指指腹紧按在食指第 2 指关节的桡侧面上，借拇指指关节的屈伸动作按压食指第 2 指关节刺激反射区。

（2）发力点：靠拇指指关节的屈伸动作带动食指对反射区发力。中指不发力只起辅助衬托作用。

（3）适用范围：颈椎反射区、甲状旁腺反射区。

3．拇指腹按压法

拇指腹按压法是指以拇指指腹为着力点进行按压。此法适用于内肋骨、外肋骨、气管、腹股沟等反射区。

4．钩掌法

（1）要领：操作者的中指、无名指和小指的第 1、2 指关节屈曲

90度紧扣于掌心,食指第1指关节屈曲,第2指关节屈曲45度,食指末节指腹指向掌心,拇指指关节微屈,虎口开大,形成与食指对峙的架式,形似一镰刀状。

(2)发力点:食指第1指关节屈曲90度后顶点的桡侧(靠拇指侧),或食指末节指腹的桡侧,或食指第2指关节屈曲45度后的顶点。

适用范围:足底反射区、足内侧反射区、足外侧反射区。

5. 拇指推掌法

(1)要领:操作者的食指、中指、无名指和小指的第1、2指关节微屈,拇指指腹与其他4指对掌,虎口开大。

(2)发力点:拇指指腹的桡侧。

(3)适用范围:足内侧反射区、足外侧反射区、足背反射区。

(孟红燕、李春会)

第二章　中医养老护理

问题1:中医老年保健养生的方法有哪些?

保健养生又称摄生,目的是长寿延年,常见的中医老年养生方法有以下6种。

(1)顺应自然的保健。根据地理环境、气候复化、昼夜更替来养生。

(2)精神保健。良好的精神状态可增进人体健康、延年益寿,不良的精神刺激可招致疾病,这就是所谓的"行神相因"。注重养生就要不胡思乱想,须心旷神怡、乐观愉快。

(3)饮食保健。老年人脾胃功能下降,消化吸收能力减弱,故饮食要五味调和、烹调有方、饮食有节、饮食以时,因时调节。食宜清淡、熟软,进食时专注、畅怀、细嚼,饭后缓行、摩腹等。

(4)气功保健。气功保健以阴阳、五行、脏腑、经络、气血学说为基础,以气为动力,在松静、自然的状态下(通过调身、调心、调息)进行自我控制和调控,从而防治疾病、健康延年。

(5) 起居调理。起居有常、安卧有方,慎防劳伤、防帏醒慎,居处适宜、衣着合体、洗漱所宜等。

(6) 药物保健。针对自身体质阴阳之偏,药食常服、丸散缓图,膏滋频服,冬令进补等。

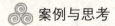案例与思考

"五行蔬菜汤"真的包治百病吗?

网上和坊间流行着用五行蔬菜汤治病的风潮,说是以萝卜叶、白萝卜、香菇、胡萝卜、牛蒡等五种不同颜色的食物为原料熬制的"五行蔬菜汤",其中的"绿色"为萝卜叶(绿色入肝),"红色"为胡萝卜(红色入心),"黄色"为牛蒡(黄色入脾),"白色"为白萝卜(白色入肺),"黑色"为香菇(黑色入肾),分别对应五行中的金、木、水、火、土。有关该汤的资料还说,五行、五脏、五色互为表里、不可分,五行合一即能引起生物化学作用,产生不可思议的神奇力量,对心脏病、高血压、丙型肝炎、肝脏病、肾脏病、肠胃溃疡、糖尿病、皮肤炎症、白血病、脑血栓、心律不齐、白内障、老人斑、黑斑、老年痴呆症、风湿性关节炎及失眠等有很好的治疗作用。

这里需要提醒的是,对五行蔬菜汤这种能够包治百病的说法不要太迷信。中医学上也确有"五色入五脏"的理论,但这是早期人们认识药物的一种方式,虽是针对药物而言,却并不是所有的药物都符合这一理论,至于食物上能否套用尚值得商榷,同时,五行、五色、五脏虽然有一定的相关性,也呈现出一定的规律性,但不能推广到所有的物质。"五行蔬菜汤"中所使用的材料对治疗疾病来说是有局限性的,其中白萝卜顺气、助消化、宣肺降气可治疗咳嗽,香菇具有扶正、增强免疫力的功效,胡萝卜中有大量的胡

萝卜素,能明目、增强免疫力、抗衰老,牛蒡则具有清热、利咽、化痰的功效,汤中含有丰富的维生素、矿物质,没有过量的脂肪、胆固醇,长期食用对增强免疫力、增进饮食的确会有一定的功效,但资料中宣扬的五行合一引起生物化学作用,能产生不可思议的神奇力量,进而能够治疗各类疾病的说法是非常牵强的。也就是说"五行蔬菜汤"确实有益身体,但基本没有药用价值。

食疗,的确具有一定的保健作用,可是如果有病后不服用药物治疗,却将所有希望都寄托在一些滋补食物上,就显得有些盲目了。很多人尤其是身患重病的患者,盲目相信诸如此类的汤或偏方的神奇功效,擅自停药的做法是不可取的,这样做只会贻误病情,影响疾病的治疗。

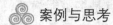 案例与思考

"万能"的绿豆:世上并无包治百病的"神药"

前些年受张悟本食疗论调的影响,轻信喝绿豆汤就能治病,于是各地绿豆价钱一路飙升。有的地方绿豆的价格甚至高达每公斤28元,比猪肉都贵。而在2009年11月,绿豆的正常价格仅为每公斤9至10元。按照张悟本的逻辑,"只要依照天天喝水的量,将3斤绿豆放到锅里煮开后服用就可强身健体""高血压患者只有长期服用这样的绿豆水,才能解脱毕生服药的困扰"……在张悟本的食疗秘笈中,绿豆被神化为包治百病的货色。

中医认为,药食同源,每种食材都有各自的特别功能。绿豆养分丰盛,是一种很好的食材。《本草纲目》对绿豆的评价是"舒肠胃、润皮肤、跟五脏、滋脾胃",但这并不是说能够包治百病。绿豆汤确实有清热解毒、消暑利水的作用,但它也会与

药物的相关成分产生反应,从而降低药效。正在服用各类药物特别是中药汤剂的人一定要慎喝绿豆汤。而且,绿豆性凉较寒,脾胃虚弱的人服用后反而会加重病情。绿豆最好在夏季服用。

绿豆不是药物,仅限于保健作用,不可能有医治糖尿病、高血压甚至肺癌的疗效,张悟本的这种"万能"食疗论调无疑夸大了绿豆的功能。目前,并没有资料证明有高血压或糖尿病患者是服用绿豆汤痊愈的。

问题2:中医治疗老年病的用药有哪些规律?

(1)药用多补。调整阴阳、补益脾胃、滋肾填精是抗老延年的重要保证。

(2)药剂平和、用量偏小。老年疾病特点是多脏器病变,征象复杂,故配方宜平和。老年人体弱、耐受力差,脾胃虚衰,运动不力,单用大量之药切中于病,由于不能吸收转化,不仅可能起不到治疗效果,而且还可能增加脾胃负担,产生他变,故用药量应适当减少。

(3)峻药、毒药慎用或不用。老年人用药多选平缓之药,误用攻下之药有损寿之险。

(4)效不更方,中病即止。在用药方面,由于老年人机体反应慢,效果显现较迟,同时老年病本身又多属于慢性病,故宜简化方药,效果不更方,中病即止。

问题3:老年人的临床发病特点有哪些?

老年人由于正气不足,脏腑失调,抗御病邪能力降低,自我调节能力不足,因此易于发病,易于传变,脏腑精气易损而难复。用以下数字可作概括:阴阳失调,起病隐袭;多病相兼,病势缠绵;易感外邪,易生突变;正虚邪实,虚字挟杂。

问题 4：老年人失眠症的按摩法与外治方法有哪些?

1. 按摩疗法

（1）点按内关：三阴交和神门、足三里；用拇指轮流掐按以上穴位各 50 次。

（2）抹额：以两手食指屈成弓状，以第二指节的内侧面紧贴印堂，由眉间向前额两侧往返移动，推抹约 30 次。

（3）抹颞：以拇指用力紧按于两侧鬓发处，由前向后，往返推抹约 30 次。

（4）按揉太阳：以拇指螺纹面或中指指端旋转按揉太阳穴 30 次。

（5）按揉风池：如上法按揉脑后风池穴。

2. 外治方法

以磁石、菊花或夏枯草做药枕，有平肝阳、清头目、安心神的作用。

以珍珠母、丹参、硫黄等量研粉混合后适量外敷脐部，有安神作用。

 问题 5：老年便秘的中医单方及按摩法有哪些?

老年便秘多因老年人气血津液亏耗而致，是粪便在肠道内滞留过久，排便周期过长，或粪便干结、排出困难，或经常排便不畅的病证。

1. 中医单方

（1）萝卜籽(炒)6g、皂荚末 1.5g，共研磨开水送服，主治痰浊便秘。

（2）当归 15g、火麻仁 15g，水煎服。适用于老年津亏便秘。

（3）五仁丸：桃仁、火麻仁、杏仁、松仁、柏子仁等量为末，和蜜为丸，每次 3～5g，蛋花汤送下。

（4）元明粉 9g，开水泡服。主治大便干结。

（5）番泻叶 6g，开水泡服。主治大便干结。

（6）防风、枳壳各 10g，甘草 26g 为末，每次服 6g。

2. 按摩法

柔腹部，以一手五指张开，指端向下，从胃脘部起，经脐右柔至下腹，然后向右、向上、向左、向下沿大肠走行擦揉，反复多次。早晚各 1 次，每次 20 分钟，按摩时精神集中，次数由少至多，力量均匀。

 问题 6：六味地黄丸人人吃了都能补肾吗？

六味地黄丸是大众都知道的一个中药经典药方，许多人喜欢自行服用六味地黄丸补肾。一些中老年男性更是把它当作补肾壮阳的保健品长期服用，许多女性也经常服用六味地黄丸以为可以延缓衰老。其实六味地黄丸并不是包治百病的保健产品，它有自身针对的病症。六味地黄丸最早源自中医名著《伤寒杂病论》的"金匮肾气丸"，至北宋，太医丞钱乙认为肾决定着人的生长发育，强调补、泻要同时进行，遂以"金匮肾气丸"入手创造了滋补肾阴的名方——六味地黄丸，它由熟地黄、山茱萸、山药、泽泻、丹皮、茯苓六味中药组成。中医学以为肾脏有"天地之精"，为脏腑阴阳之本和生命之源，故称之为"先地之本"。

六味地黄丸为滋补肾阴的代表药剂，常用于肝肾阴亏所致的各种疾病。那么，如何判断自身是阴虚还是阳虚呢？肾阴虚的典型症状是潮湿、盗汗、手心和脚心发热，口燥咽干，此外还有遗精、梦遗、早泄等。肾阳虚的典型症状是腰膝酸软，不耐疲劳，经常觉得乏力、四肢发凉，喜热怕冷等，男性还可能出现勃起功能障碍、早泄等问题。如果存在以上症状，还必须看出肾阴虚的表现才是六味地黄丸的主适应证，不是随意就能用的。现代医学研究表明，六味地黄丸对治疗糖尿病、慢性肾炎、更年期综合证、慢性鼻炎等病也有显著疗效。

需要特别指出的是，对于正常人群，如果没有明显肾阴虚的症状，不适宜长期服用六味地黄丸，以免过度滋补。肾阳虚患者不宜服用。肾阴虚伴脾胃不好的人不能长期服用，因为此方偏补阴，配方中阴柔的药多一些,吃了后会妨碍病人功能,如确实需要,可间断服用。

问题7：老年人服用白果(银杏)有哪些注意事项?

白果(银杏)是大众熟知的,又称银杏,可以入药。它富含淀粉、蛋白质、脂肪、糖、VitC、核黄素、胡萝卜素、钙、磷、铁、钾、镁等微量元素以及银杏酸、白果粉、五碳多糖、脂固醇等成分,营养丰富,有良好医用效果和食疗作用。功效主治可以敛肺气、定喘、止带浊,缩小便、消毒杀虫,主治哮喘、痰嗽、白带、白浊、虫积、淋病、腹泻等。经常食用白果,可以滋阴、养颜、抗衰老,促进血液循环、延年益寿,是深受老年人喜爱的保健佳品。但白果的代谢产物里面有氢氰酸,过量食用会引起中枢性呼吸抑制,还可出现恶心、呕吐、腹痛、腹泻、发热、昏迷,症状发展迅速,所以最好不要生吃白果。炒熟后的白果毒性降低,老人服用以每次10g左右为宜。

问题8：中药煎煮有哪些注意事项?

1. 容器

煎药器具以砂罐、瓦罐为佳,也可用陶瓷器皿,忌用铁锅、铝锅。

2. 用水

多用饮用水,以澄清清洁为原则。加水量应根据药物的量、药物质地(吸水性)及煎药时间长短而定。第一煎加水至高出药面3～4cm,第二煎至高出药面2cm。水应一次加足,不要中途加水。

3. 煎药

煎药的时间和火候要根据药性而定。一般先用大火(武火),待水沸后改用小火(炆火)。一般药物煮沸后再煎30分钟左右,第二煎煮沸后再煎20分钟;如为保持发汗解表药的宣散作用,宜用急火快煎;补养药则应炆火慢煎,时间宜长些,以使有效成分充分煎出。

4. 取药

每剂药煎好后,应用纱布将药液过滤或绞渣取汁。每剂药的总取液量,成人为200～300毫升。

5. 特殊药物煎煮

(1) 先煎。石膏、龙牡、赭石、磁石、珍珠母、石决明、龟板等金石介壳类药物,应先煎半小时左右,再与其他药同煎。

(2) 后下。芳香气薄荷的薄荷、藿香、钩藤、佩兰、砂仁等药宜后下,煎一、二沸即可。

(3) 包煎。旋复花、枇杷叶、海金沙、马勃等药物宜用布包后入煎。附子、乌头等有毒之品,应另包先煎。尤其是当川乌、草乌在剂量较大时,常须煎3小时以上,以舌尝无麻味为度。

(4) 另煎。某些贵重药物,如人参等应单独煎服,也称"另炖"。

(5) 烊化。阿胶、鹿角胶、龟板胶等应先用黄酒炖化,待药物煎好后去渣冲服。

(6) 冲服。川贝、三七等药物,须先研成细末,再用开水或煎剂冲服。

(7) 泡服。一般将药物放入杯中,加开水泡10～15分钟后服用,也可将药物浸入刚煎好的药汁中泡服。

问题9：刮痧的注意事项有哪些?

刮痧法是以中医经络腧穴理论为指导,通过特制的刮痧器具和相应的手法,蘸取一定的介质,在体表进行反复刮动、摩擦,使局部皮下出现红色粟粒状,或暗红色出血点等"出痧"变化,从而达到疏通腠理、调畅气血、逐邪外出目的的一种技术。

(1) 刮痧工具必须边缘光滑,没有破损。不能干刮,应时时蘸取刮痧油保持润滑,以免刮伤皮肤。

(2) 刮痧过程中随时观察病情变化,如病情不减反而加重者,立即送医院诊治。

(3) 刮痧应从上到下,由内向外,朝单一方向反复刮动,用力轻重以被刮者能耐受为度。

（4）刮具与皮肤之间保持45~90度刮拭，一般每分钟刮100次，刮痧时间20分钟，间隔时间一般为3~6天，或以痧痕消退为准。

（5）使用过的刮具应清洁消毒后备用。

（6）刮痧后1~2天局部出现轻微疼痛、痒感等属正常现象；出痧后30分钟内忌洗凉水澡；夏季出痧部位忌风扇或空调直吹；冬季应注意保暖。

问题10：艾灸的注意事项有哪些？

艾灸法是用艾绒或以艾绒为主要成分制成的艾柱或艾条，借灸火的热力和药物的作用，通过经络腧穴达到治病、防病及保健目的的一项技术。具体做法是根据体质和养生要求选择合适的穴位，将点燃的艾灸对准穴位，使局部感到有温和的热力，以感觉温热舒适并能耐受为度。

艾灸的时间一般为3~5分钟，最多10~15分钟。健身灸时间宜短，治疗时施灸时间可略长。春、夏季施灸时间宜短，秋、冬季时间宜长；四肢、胸部时间宜短，腹、背部时间宜长。

艾灸的适应证主要有：

（1）风寒湿痹和寒邪引起的胃脘痛、腹痛、泄泻等病证。

（2）阳气下陷、中气不足引起的遗尿、脱肛等病证。

（3）其他强身、防病、抗衰老。

艾灸的禁忌症主要有：

（1）实证、热证、阴虚、发热者，一般不宜艾灸。

（2）大血管分布处、孕妇腹部及腰骶部不宜施灸。

（3）颜面部、心前区、五官、关节活动处不宜疤痕灸。

艾灸的注意事项主要有：

（1）灸时应防止灸火脱落，烧伤皮肤和点燃衣裤。

（2）施灸一般先灸上部，后灸下部；先腰背部，后胸腹部；先头部，后四肢。

（3）根据病情选择合适的灸法，以感到温热、局部皮肤稍起红晕为度。

（4）灸后局部出现微红灼热属于正常现象，无须处理，如局部小水泡不用处理，水泡较大者消毒局部后抽液。

案例与思考

盲目艾灸要不得

艾灸风靡网络，号称"包治百病"，甚至有"小到感冒头痛，大到乳腺增生、不孕不育，甚至是癌症，都能通过艾灸治疗或改善症状"的宣传。对于网上热传艾灸包治百病的说法，医学专家指出，艾灸具有逐寒湿、理气血的功效，但只是一种辅助治疗手段，对于一些因温热所致的病，切忌用艾灸治疗。

近来，一则《单阿姨单桂敏艾灸治疗大全》红遍网络。这则"大全"中提到，艾灸可助治疗不孕、提高免疫功能、预防治疗癌症……几乎囊括了所有疾病。"单阿姨"不仅开博客，还在网店上卖艾灸用品，标价25元的高级纯艾条已售出2441件。不仅如此，"单阿姨"还以"名医"的姿态回答网友提问。对于网上提到的艾灸能治不孕、月经不调的说法，医学专家指出，艾灸临床上可用于妇科月经不调的实寒症或虚寒症，但同时要配合中药内服，仅靠艾灸治疗达不到治疗效果；而不孕症的病因有很多，须通过专科检查对症治疗。每种疗法都有利弊，艾条对治疗风湿有很好的效果，但它不能治百病，比如一些温热所致的病就不能用艾灸治疗，所以老年朋友不能盲目艾灸，有病还须到医院做正规检查治疗。

问题11：拔火罐有哪些注意事项？

拔火罐是以罐为工具，利用燃烧热力排出罐内的空气形成负压，使其吸附在体表穴位上，使毛孔张开并使局部皮肤充血或瘀血，使体内的病理产物被从毛孔中吸出体外，从而使经络气血疏通，脏腑功能得以调整，达到防治疾病目的的一种外治疗法。

拔火罐的适应证主要有：

（1）外感风寒、头痛、咳嗽、哮喘、眩晕等。

（2）风湿痹痛、各种神经麻痹、关节疼痛、腰酸背痛等。

（3）胃脘痛、腹痛、消化不良等。

拔火罐的禁忌主要有：

（1）高热抽搐及凝血机制障碍者。

（2）皮肤有过敏、溃疡、水肿及大血管分布处。

（3）孕妇腰骶部、腹部。

（4）癌性疼痛。

拔火罐的注意事项主要有：

（1）拔火罐前检查罐口是否光滑，有无裂缝。

（2）拔罐时应采取合适的体位，使之舒适，并尽量选择肌肉丰满的部位拔罐。

（3）拔罐时要根据所拔部位选择大小适宜的罐。

（4）防止烫伤，拔罐动作要稳、准、快，起罐时切勿强拉起。

（5）起罐后小水泡不用处理，水泡较大者消毒局部后抽液。

（6）冬天拔罐注意保暖，留罐时盖好衣被。

（7）凡使用过的罐，均应消毒处理后备用。

 问题12：拔火罐后皮肤变化的意义有哪些？

拔罐后局部皮肤会发生颜色和形态的变化，这种现象被称为"罐斑"。具体表现为皮肤潮红、紫红或紫黑色瘀血，小点状紫红色疹子，同时还伴有不同程度的热痛感。罐斑是拔罐疗法的治疗效应,也是体内病理的反映,一般持续1天至数天即消失。

如果拔罐后皮肤表面无颜色变化,触之不温,多为虚寒证;若皮肤表面出现微痒或皮纹,多表示患有风证;皮肤表面出现水泡、水肿或水汽(在罐内壁上挂满水珠,或起罐后有水流出),表示患者体内湿盛,或因感受潮湿而致病;若水泡呈红色或黑红色,多为久病夹湿血瘀证;若出现紫红或紫黑色的罐斑,多患有血瘀证;兼见发热或丹痧者,表示患有热毒证。

 问题13:"偏方"能包治百病吗?

中医在中国有着悠久的历史和深厚的群众基础,从古到今,不少国人一直渴望有"灵丹妙药",民间也流传着不少据说能治百病的"偏方",很多人相信这些"偏方"能够"立竿见影""药到病除"。其实这样的想法和所谓的"偏方"对于很多复杂疾病来说是不切实际的,任何疾病的治疗都必须遵循其客观规律。

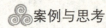 案例与思考

迷信放血疗法的华盛顿

放血疗法在中世纪的欧洲十分流行,18世纪这种疗法被殖民者带到了美洲大陆。1799年12月,68岁的美国开国总统乔治·华盛顿冒着大雪骑马巡视自己的种植园,回家后感到喉咙疼痛、呼吸困难,发起了高烧,按现在的诊断,他应该是得了呼吸道疾病。他让管家给自己放血治疗。华盛顿深信放血是包治百病的疗法,他曾经用放血疗法给他的黑奴们治好过多种疾病。听说总统病了,医生们心急如火地赶来,管家给他放血,病情没有好转;私人医生接着为他放血,仍没有好转;两位名医稍后赶到,继续给他放血——半天之内先后放了三次血,总计达3.5升,华盛顿体内的血被放掉了一大半!他呼吸更加困难了。到了晚上,华盛顿停止了呼吸。

"偏方治百病"，是国人总结出来的一种习惯性说法。所谓偏方，就是民间流传的药味较少、配制简便且对某些病症具有独特疗效的中药方剂。从实践来看，有些方剂确有一定的实用价值和临床效果，但这些偏方存在着一定的局限性和片面性，而且也绝非有些人想象或传说的那样"灵验"。有些偏方是作为治疗的，有些则是用于预防的，有的仅仅作为其他治疗的辅助之用。所以，千万不要轻信江湖郎中和"医托"的"忽悠"，只迷信偏方而忽视必要的治疗。更不能自以为是盲目滥用偏方，以免延误病情。特别是一些发展快、变化大、病情危重的病症，一定要经有关医师确诊，服从医师治疗。若情况允许，有适应证者最好在医师的指导下选用方剂。相信只要用之得当，就会有一定疗效。

中医是中华民族的传统文化瑰宝，中国自古就有"偏方、小方治大病"之说。真正的民间传统偏方既不是江湖郎中的"骗人伎俩"，也不是某些人的胡编乱造，它也是中医方剂，是中医理论和实践在民间应用的结晶，也是千百年来中医学家和广大民众不断摸索、创新的成果。这些方剂中有很多之所以被称为"偏方"，可能与封建社会的正统思想有关。旧时，正式医师与民间郎中地位并不平等。在农村地区尤其是贫困山村有一些郎中，他们用的药多半是自己从山上采来的草本植物，收费低廉，也能治病。许多请不起医生、抓不起汤药的穷人也找他们看病。他们研制的一些方剂就成了"偏方"。还有的人在民间验方的基础上刻苦钻研，制成有特殊疗效的某种成药，名扬四海，如云南白药等。

现在有的老年朋友生了病不去医院诊治，而是热衷于在民间讨取偏方，结果贻误病情者屡见不鲜，有的老年朋友甚至因此丢了性命。这些教训提醒我们对偏方必须有一个正确的认识，并在医生的指导下使用偏方。

 问题14：什么是膏方？

膏方又称膏剂、膏滋药、煎膏剂，是以其剂型命名，属于中医丸、散、膏、丹、酒、露、汤、锭八种剂型之一。膏方大多是以滋补之药根据人体体质与证候,按照中医治病求本、辨证论治的指导思想,遵循君臣佐使的原则组方,将药物加水煎煮、去渣浓缩后,加入辅料收膏制成的内服中药制剂,属中医"食药同源""治未病"的范畴。膏方多在冬季制作服用,因为按照中医有关人体"春生、夏长、秋收、冬藏"的变化规律,入冬后人体阳气开始内敛,是人体养精蓄锐、储备能量的大好时机,冬令进补可为来年"春生"打下良好的基础。

膏方按制作工艺不同,可分为荤膏和素膏。在制作过程中加入动物胶(如阿胶、龟版胶等)或动物药(如胎盘、鹿鞭等)的,称为荤膏;不加入动物胶或动物类药物,而加入糖类(如蜂蜜、冰糖、白糖、红糖、饴糖等)的,称为素膏。膏方具有体积小、含药量高、易于保存、口感较药好、便于服用等优点。

 问题15:膏方的中老年适应人群有哪些?

中老年人的脏腑机能开始衰退,气血阴阳逐渐亏虚,根据不同的体质偏颇及早调补纠偏是比较合适的。膏方最适合中老年人群中的"虚"症人群。

1. 亚健康(亚疾病)状态人群

2007年中华中医药学会发布的《亚健康中医临床指南》指出:亚健康是指人体处于健康和疾病之间的一种状态。处于亚健康状态者,不能达到健康的标准,表现为一定时间内的活力降低、功能和适应能力减退的症状,但不符合现代医学有关疾病的临床或亚临床诊断标准。临床表现多种多样,躯体方面可表现为疲乏无力、肌肉及关节酸痛、头昏头痛、心悸胸闷、睡眠紊乱、食欲不振、脘腹不适、便溏便秘、性功能减退、怕冷怕热、易于感冒、眼部干涩等;心理方面可表现为情绪低落、心烦意乱、焦躁不安、急躁易怒、恐惧胆怯、记忆力下降、注意力不能集中、精力不足、反应迟钝等;社会交往方面可表现为不能较好地承担相应的社会角色,工作、学习困难,不能正常地处理人际关系、家庭关系,难以进行正常的社会交往等。

2. 慢性病稳定期患者

病后、手术后处于恢复阶段以及肿瘤放化疗后患者,邪去正伤,需要调养恢复,也需要增强机体的免疫功能,预防疾病的复发。

慎用膏方或需特殊调配的人群有:

(1) 急性病患者。感冒、发热、咽喉疼痛、咳嗽、腹泻、尿道涩痛等期间以及慢性病急性发作、活动期间暂不宜应用膏方,必须在急性发作缓解后方可用,以免闭门留寇。

(2) 消化功能差、脾胃虚弱者。膏方药性黏腻,难以消化,会加重脾胃负担,出现消化不良、脘闷、腹胀等副反应,即"虚不受补"。应先调理脾胃,先服"开路方",等到胸膈舒畅、饮食渐增后再服膏方。

(3) 一些代谢性疾病。如糖尿病患者不宜服用含糖的膏方,可不用糖或用木糖醇替代。

问题16:老年朋友服用膏方有哪些注意事项?

(1) 冬季是老年朋友服用膏方的最佳时间,一般以冬至日算起50天左右为最佳,即"头九"到"六九"(冬至开始第一个9天为头九,第二个9天为二九,以此类推)为最佳时间。如果准备一冬服二料膏方,则可适当提前至立冬后,其他季节也可根据病情需要服用。

(2) 服法。可开水冲服或含化,空腹为宜,每次1勺,每日2次。

(3) 妥善保存膏滋于阴凉处,不能有生水进入,不要放在温热潮湿的环境中,若发现有霉变则不宜服用。

(4) 服膏滋药期间应注意饮食合理,忌食生白萝卜、浓茶、虾、蟹等,阳虚体质者忌食生冷食物,阴虚体质者忌食辛辣、油煎食物、羊肉、狗肉等。

问题17:老年朋友膏方认识的常见误区有哪些?

误区1 膏方就是所有补药的大杂烩

有些处方补阴、补阳、补气、补血,堆砌了一大堆,什么药贵就选什么药,殊不知中药是要讲究辨证论治、君臣佐使的,膏方服的时间相对较长,更应该望、闻、问、切得详细,辨证得精准,不但要辨诊查即时的证,还要结合体质(素质)辨证,方能起到真正的调理补益作用。若素体阴虚误用温补则虚火更甚,若素体阳虚妄用清补则火衰会更严重。虽然膏方中会反佐一些与身体主证性质相反的药牵制君药的药性,但决非无目的的药物堆砌,所以开膏方要请有中医资质且有经验的大夫开方处药。

误区 2　一张处方全家吃

有些老年朋友不把膏方当成药,不遵医嘱,"一人开方,全家共享",认为反正膏方是补益身体的,图省事,全家人一起吃"大锅方"。这种做法同样是错误的,因为每个人的体质不同,所表现的虚证也不同,需要调理的药物选择也是因人而异,所以必须一人一方、一人一锅地熬制膏方。

误区 3　身体不虚者也吃

还有些老年朋友认为人参、当归、熟地、阿胶等是补药,没有毒性,吃不坏人,冬天是进补的好时机,现在生活条件好了,吃点用它们配成的膏方能强身健体、减少生病。实际上这种观点也不正确,《内经》云:"虚则补之、实则泻之、热者寒之、寒者热之",只有确实表现出虚证的人才能正确选择补法。通常,气虚者常见面白无华,少气懒言,语声低微,疲倦乏力,自汗,动则诸证加剧,舌淡脉虚之证;血虚者常见面色苍白或萎黄,唇色淡白,头晕眼花,心悸失眠,手足麻木,妇女月经量少,愆期或经闭,舌淡脉细之证;阳虚者可见形寒肢冷,面色㿠白,神疲乏力,自汗,口淡不渴,尿清长,大便稀溏,舌淡而胖脉弱之证;阴虚者则见午后潮热,盗汗,颧红,咽干,手足心热,小便短黄舌红少苔脉细数等证。可见即使虚证,其证候病机也是不同的,治法方药也应随之而改变。另外,虚实夹杂的老年朋友也可以根据具体情况,用攻补兼施之法服用相应的膏方。而身强体壮无病证的老年朋友,因阳气较旺,生命力旺盛,妄补不仅无益,还能导致虚虚实实之变。

(李凤玲)